Stress Solutions for Pregnant Moms

孕妈解压实用手册

（美）苏珊·安德鲁斯 著

刘 薇 译

中国科学技术大学出版社

安徽省版权局著作权合同登记号:第 12181871 号

Language Translation Copyright © 2019 by University of Science and Technology of China Press.

Stress Solutions for Pregnant Moms，Copyright © 2012.

All Rights Reserved.

Published by arrangement with the original publisher，TWIN SPAN PRESS.

The simplified Chinese translation rights arranged through Rightol Media（本书中文简体版权经由锐拓传媒取得，Email：copyright@rightol.com）

图书在版编目(CIP)数据

孕妈解压实用手册/(美)苏珊·安德鲁斯(Susan Andrews)著;刘薇译.—合肥:中国科学技术大学出版社,2019.7

ISBN 978-7-312-04600-1

Ⅰ.孕… Ⅱ.①苏…②刘… Ⅲ.妊娠期—妇幼保健—手册 Ⅳ.R715.3-62

中国版本图书馆 CIP 数据核字(2019)第 095546 号

出版 中国科学技术大学出版社

安徽省合肥市金寨路 96 号,230026

http://press.ustc.edu.cn

https://zgkxjsdxcbs.tmall.com

印刷 安徽国文彩印有限公司

发行 中国科学技术大学出版社

经销 全国新华书店

开本 880 mm×1230 mm 1/32

印张 7.125

字数 185 千

版次 2019 年 7 月第 1 版

印次 2019 年 7 月第 1 次印刷

定价 36.00 元

内 容 简 介

　　孕期对你和宝宝来说都是一段微妙的时间,你的身体在孕期所经历的一切会影响到孩子的未来。例如,研究发现了孕期压力过大与包括早产、多动症和学习障碍在内的孩子儿童期情绪、身体和行为问题之间的联系。其实,对于孩子的健康,孕期管理压力与戒烟戒酒同样重要。

　　当然,并非所有的压力都是不好的。当我们没有意识到积累的压力和紧张已经让我们陷入危险境地时,才会产生问题。这项前沿工作的先驱——神经心理学家苏珊?安德鲁斯博士提供了切实有效且易于使用的解决方案,帮助准妈妈们快速检测和轻松控制压力:

· 自我评估日常压力水平

· 过度压力的警示检查清单

· 一个简单的公式,准确计算每天需要减压和放松的量

· 包含30多种放松和减少皮质醇方法的资源指南——减少身体负担,提高宝宝身心健康潜力

图 书 推 荐

苏珊·安德鲁斯博士为每一位准妈妈创造了一本不可或缺的手册。借助有关妊娠期高压及其如何影响儿童发育的最新研究,她提供了及时、实用和强有力的解决方案。本书中便于使用的资源将逐步展示如何在怀孕期间有效地管理压力和焦虑情绪,这本佳作将帮助您和宝宝实现最大的潜力。我强烈推荐它。

——丹尼尔·亚蒙(世界知名脑成像专家,
"美国大脑健康之父",著有
《改变你的大脑,改变你的生活》《治愈 ADD》)

放松吧!苏珊·安德鲁斯告诉我们了解压力是在怀孕旅程中创造和谐与健康的关键。她给出了呼吸、倾听和运动的提示和练习来改善你的一天。无论你是专业人士、家庭成员、准妈妈还是准妈妈的朋友,翻开这本书,深入地吸取那些帮助我们提升的智慧吧。

——唐·坎贝尔(古典音乐家、教育家、作家,
著有《莫扎特效应》《以音速愈合》)

在她的神经心理学实践中,苏珊·安德鲁斯博士在为患者提供困难评估和解决这些困难方面做得极为出色。她在本书中描述了一个全球性的问题——压力对孕妇及其未出生的孩子的影响。并且,她创建了基线压力水平评估工具和减少压力的策略,无论您是否是准妈妈,这些工具和策略都具有普遍适用性。这本深入研究的书让孕妈和其他人都能够减轻个人、工作和人际关系方面的压力。

——比莉·汤普森(博士,EnListen 公司首席执行官)

本书对我们这个时代最重要的问题做出了极其宝贵的贡献。本书提供了在怀孕的微妙月份里关怀和尊重自己和孩子的奇妙新方法。正如您将在这本充满智慧而实用的书中所发现的那样，您在怀孕期间所做的事情可能会在以后的多年中影响您的孩子。

——帕特里夏·斯巴达罗

（《尊重自己：给予和接受的心灵艺术》作者）

尽管我已经从医 35 年，但是我在阅读本书时仍然学到了新的有价值的东西。现在我已经将压力管理纳入了与就诊者及其丈夫的产前谈话中。本书是一本写得很好的且对孕妇很重要的书。

——约翰·赫文（医学博士，妇产科医师）

一个关于如何处理和应对我们生活中压力的信息、指南和解决方案的宝库。这本书不仅仅对孕妇有益，而且对任何人都有益。安德鲁斯博士提出了一个公式，使我们能够控制压力对自己生活的影响，并使每个人都处在健康的大道上。

——帕特里夏·阿纳齐

（医学博士，Tormed 女子医疗集团）

目　　录

第三部分　解压资源指南

第一部分

压力和你的妊娠

1

一盎司的预防^①

预防胜于治疗。

——德西德里乌斯·伊拉斯漠

多年来，研究人员发现了许多或好或坏的因素，都可能对胎儿在子宫内九个多月的生活产生影响。伴随每一次的新发现，全世界的孕妇都开始贯彻相关理念，如关注饮食，避免饮酒和吸烟，让他人清理猫箱等。尽管做了"一切正确的事情"，但注意力、学习和焦虑等孩子的儿童期问题仍急剧上升。我们忽略了哪些可能会导致这些问题出现的因素呢？

作为一名儿童神经心理学家，我评估并治疗了数百名患有多种学习和发育问题的儿童，也曾与很多担心孩子未来的家长们合作。在寻找提高儿童学习潜能、治疗儿童期疾病的更有效的工具时，我发现，儿童和成人的焦虑相关问题大量涌现，令人

---

① 译者注：章名源于美国谚语："一盎司的预防等于一磅的治疗"，"盎司"和"磅"均为质量单位，1 磅 16 盎司＝0.45 千克。

担忧。看起来顺理成章的是,成人焦虑的增加与儿童焦虑的增加之间可能存在联系。在深入探究这个问题之后,我发现了焦虑的孕妇与其孩子出现的许多行为和情绪问题之间有着惊人的联系。

医学史研究者们很久以前就认识到,战争和自然灾害对怀孕妇女所生的孩子有着显著的影响。事实证明,灾难创伤并不是唯一可能影响未出生孩子的压力因素。越来越多的证据显示,怀孕期间持续存在的高水平压力和焦虑与当今许多孩子的出生和儿童期主要问题相关,如低出生体重和早产、情绪问题的困难应对、学习障碍、注意力缺陷以及儿童期焦虑等。

过去40年中涌现出了大量关于产前压力(即怀孕期间出现的压力)影响的研究。学术上,这是全新的并刚刚开始为大众所接触的知识体系。虽然还需要深入研究,但我们已经了解到太多的压力可能给孕妇和她们的宝宝带来的潜在危险,这些知识对于未来几代人的健康至关重要。我觉得自己必须为这一关键问题写一本书——这样,准妈妈及其亲友可以及时了解这些新信息,并将这些融入到他们的日常生活当中去。

简而言之,我相信本书中的信息与**准妈妈们必须戒酒、戒烟等公认的警示同样重要**。是的,有效应对压力,特别是在您怀孕的时候,对您、您的宝宝和我们的未来至关重要。

管理压力将有益于您和您的宝宝

当然,并非所有的压力都是不好的。压力可以看作一个连续的过程,对我们产生积极以及非常消极的影响。在这个连续过程中,积极的方面是它会刺激我们,使我们调整行为、促进思考和成长,消极的方面是它会激惹我们,使我们焦虑,感到紧张和神经质,或者好像让我们感觉总是在遭受攻击一样。

这个连续过程中积极的方面往往对我们和一个正在发育中的婴儿有益。而且,在正常情况下,一旦紧张的事件结束,健康的身体和正常的神经系统自然就会减少压力和其他更负面因素的影响。当生活中的日常压力事件逐渐堆积,而我们却没有意识到,并且我们的身体也没有自动减少身体和大脑中为应付这些事件产生的化学副产品时,便会产生问题了。换句话说,并非事件本身,而是事件使我们身心发生的变化可能造成损害。

显然,产生压力的事件可能随时发生而且不可避免,所以我不会劝告您要避免压力,这是完全不切实际的。压力是每个人生活的一部分,您大可以采取措施有效地处理它。我并非是要写一本关于危险警示的书来使准妈妈们更加忧虑,而是写一本孕妈压力解决手册,来帮助准妈妈们识别警示标志和潜在危险,并学习如何处理它们。

本书有两个作用:可以减少孕期身体的耗损,**同时**可以通过在这段关键时期内控制好您的压力来激发宝宝的潜能。实质上,您和您的宝宝都将从本书获益。即使您认为自己身体健康,几乎没有压力,我仍然非常希望您看看本书以及书中提供的技巧和建议。为什么呢?仅仅因为我们中的许多人并不能很好地评估自己是否承受了过大的压力,以及是否需要做出努力来恢复平衡状态。当进行第二部分的自我评估时,您可能会惊讶地发现自己处在压力的连续过程中。此外,我们总会有一些日子会比平时压力更大,您可以在需要时使用本书分享的技巧。

三重法处理产前压力

我使用三重法来处理产前压力问题：

1. 学习自己认识问题。

2. 学习如何评估自己的压力水平。

3. 在孕期开始使用一个简单的新公式和积分系统控制压力水平。

我不再介绍例如孕吐或忍受不了孕期反应等妊娠时期的典型问题。有许多精彩的书籍和优秀的网站可以帮助准妈妈们了解孕期身体和激素每天的变化。相反，我创作本书的目的是整理每个孕妇应该知道的关于产前压力的重要最新信息，并介绍一个易于应用的积分系统，类似于一些众所周知的饮食计划，可以每天使用，以确保宝宝有最佳的产前环境。

第一部分首先阐述最新发现的长期高水平的产前压力与儿童期发育和行为问题之间的关系。您还将了解准妈妈身体内部的变化是如何把压力放大的。

在当今世界，我们已经把高压力和神经紧张视为"正常"的，认识承受的压力程度无疑是一个挑战。

第二部分回应了这个挑战，详细介绍了本书提出的新公式和积分系统的使用方法。该系统会计算您每天需要多少放松和减压的时间来恢复平衡，保护您的宝宝。

第三部分有充足的资源可以量化地减少压力。本书提供了许多切实有效、经济实惠且随时可用的解决方案，帮助您恢复到对您和孩子都有益的最佳平衡状态。这里的许多方法都是可以立即使用的，您只需坐在自己的客厅中，手中拿着本书。

为什么我们之前没有听说过这个问题？

如果产前压力如此重要，为什么我们之前没有听说过这个问题？这个问题有几个答案。

首先，关于产前压力的研究来自一个称为胎儿起源和母胎医学的新领域。越来越多的专业人士正在探索我们在子宫中头九个多月的环境状况是如何影响我们的大脑和器官的发育的。许多研究证实了产前压力过多这一潜在的危险因素。由于这一领域的研究是全新的，很多医务人员可能尚未觉察到这些刚浮出水面的信息。新的信息需要时间才能被大众了解和接受。

其次，关于产前压力如何影响婴儿的解释很复杂。除一对一的简单因果效应之外，还有几个因素以复杂的方式交织在一起塑造了婴儿在子宫中发育的复杂模式。这些因素之间复杂的相互作用使儿童倾向于发生某些特定行为，如注意力缺失症或自闭症。这里实际上讨论的是**风险因素**，而不是简单的因果效应。产前压力就是其中的一个风险因素。幸运的是，我们讨论的是风险因素和各种因素之间复杂的相互作用，单是妊娠期有压力**并不**意味着宝宝一定会有问题。其他因素也可能减少过多压力造成的潜在负面影响。

关于产前压力信息尚未被广泛公开并且才开始在主流媒体中出现的另一个原因是，最负责任的科学普及必须在公布之前确认结果。这意味着，首先最重要的是，科学家们需要在大量研究人员得出相同或相似的结果和结论后才会确认（两者间）存在真正的联系。当您在本书后面回顾这些研究时，将会看到已有大量的研究证实了过多的产前压力和某些童年期问题之间的联系。

　　最后，您没有接触很多关于产前焦虑症可能影响宝宝健康这一信息的原因是由于所谓的高度谨慎。有人认为，在医学界没有就适当的治疗方案（无论是治疗、药物还是手术）达成一致前，这项研究都不应被广泛宣扬。简而言之，科学家们喜欢在确定他们已经有了解决问题的方案之后才会打破沉默。

　　要知道，科学家收集他们需要的能够完全确定与产前压力有关的所有问题和结果的信息需要很多年。而这个问题的严重性可能是极大的，将影响数百万现在和将来的女性和儿童。我认为我们不应该等那么长时间再教育女性这些潜在的问题。我们现在就可以开始了。与癌症和心脏病一样，在了解更多信息的同时，我们可以采取措施更好地管理和应对产前压力。如果这些可以帮助孩子们更好地进入社会，我相信我们有义务这样做。

　　大多数人在意识到问题存在之前，往往不会提出最好的解决方案。从社会角度说，我们倾向于将大家的创造性思维结合在一起，在问题引起全社会注意时就去开发解决方案。还有什么比分享研究结果和可能的解决方案更能激励我们迎接挑战呢？

　　我在这本书中的任务是接受有关产前压力研究的挑战。我们不应该低估准妈妈们会为她们的宝宝做到最好的力量和决心。我们实际上已经确切地知道很多有效的放松技巧，并且随着人们意识到这样做的必要性，我们肯定能开发出更多的方法来。

领 先 一 步

在职业生涯的早期，我参与了父母儿童发展中心开展的"开端计划"。该计划旨在通过早期干预来提高孩子学业有成的潜力。我一直认为，处理大多数问题的最好办法是预防。为了防止某些事情的发生，现在做出一点小小的努力可以减少以后问题出现的数量和严重性。

俗话说："一盎司的预防等于一磅的治疗。"特别适用于产前压力这一特殊情况。在增加儿童期问题的诸多风险因素中，有些因素比其他的更难消除。例如，减少诸如吸烟等风险因素很容易，但处理贫困和虐待之类的问题却很难。幸运的是，压力对母亲和孩子的影响是我们可以有所作为的一个领域，并且预防真的可以发挥作用。

我热衷于分享这些信息，是因为我希望您在生命中这段美好的时光里能尽可能保持健康，并且激发您宝宝的潜能。最重要的是，我希望能够帮助未来几代的孩子在进入他们的新世界时没有一丝焦虑，并且充满智慧和创造力。

2

今天有更多的孕妈需要管理

你无法阻止鸟儿从你的头顶飞过,但可以阻止鸟儿在你的头上筑巢。

——中国谚语

一位将要成为祖母的朋友第一次告诉我,她担心女儿的妊娠。她说医生担心她女儿可能会早产。我的朋友向我表示,她担心这与她女儿具有 A 型性格并持续长时间地工作有关,她问道:"有人能在承受那么大的压力时,还期望有一个正常的孩子吗?"

我的朋友并不担心她女儿的孩子是否会有十个手指和十个脚趾、两只眼睛、一个耳朵、一个鼻子。她想知道宝宝的性情、休息情况以及整体健康情况。我的朋友发现现在最新的研究成果逐渐揭示:妊娠期过度的压力,如果管理不当,将会以多种方式影响宝宝的发育。例如,压力现在被认为是早产和其他某些童年期问题的主要因素。

看来我的朋友担心她女儿早产是有原因的。真的是这样吗？让我们一起来探索这一领域吧！您就可以作出自己的判断。

现代人比以往更繁忙，需同时处理更多任务的现象不仅被研究证实，也已经成为公认的常识。虽然我们可能不再需要耕田和手工清洗衣物，但随着社会先进技术的发展，我们要处理更多的变数和更多的信息，并面对越来越多的心理需求。在我们快节奏的生活中，事物变化迅速。变化本身就是产生压力的重要原因，因为当我们环境中的某些东西发生变化时，我们不得不改变自己的行为。行为改变是一种情绪事件，可能常常伴有恐惧、焦虑甚至愤怒。

我们对压力的危险误解

从多年的科学研究中，我们了解到压力可能造成许多躯体症状或疾病，例如头痛、胃部不适、肌肉紧张、性欲下降、磨牙、胸闷、头晕、月经周期改变和勃起功能障碍。引起的情绪症状包括对以前喜欢的事情丧失兴趣，完成待办事情的动机减少，感到紧张或焦虑，觉得沮丧或悲伤以及会因很小的理由而哭泣。

为了调查美国的压力水平并了解其影响，美国心理协会（APA）于 2008 年 6 月进行了一项全国范围的普查。该调查收集了有关公众如何理解和感知压力的信息以及压力产生的主要原因，还调查了人们用于管理压力的常见措施。美国心理协会的调查结果提醒人们要注意与压力有关的严重躯体和情绪问题，另外还有一些令人惊讶的发现。

超过 75％的受访者表示压力增加了他们生病的可能性。超过 50％的调查对象表示，焦虑使他们难以入睡。近半数的受访者指出,经济和财务问题使他们的抑郁症恶化,加重了已有的心脏病,并且他们的血压也升高了。20%～30%的受访者认为压力导致癌症发病风险增加、垃圾食物的摄入增加、进食过多以及做出决定和完成任务的能力下降。

美国心理协会的调查还发现,在我们的社会中,压力正在急剧上升,而且女性受到的压力比男性更大。50%的受访者称,过去一年中他们的痛苦感增加;更多的受访者表示由于压力导致的躯体和情绪症状比前一年增加了。美国心理协会的调查中大约30%的人认为他们的压力水平为极限值。抱怨晚上疲劳和失眠的比前一年有所增加(52%,2007年为48%),并且易怒情绪比前一年上涨了10%(65%,2007年为55%)。

美国心理协会在2008年最令人感兴趣的研究结果之一是尽管当今社会面临着更多的压力,但我们对于如何处理这种压力的认知却出人意料地贫乏。受访者认为,压力导致了许多躯体和情绪症状,包括对他们的亲密关系、工作效率和个人生活的负面影响。但与此同时,绝大多数人(81%)认为他们能很好或者较好地处理压力。

这两个陈述自相矛盾。一方面,人们说压力对他们造成的身体和精神健康成本增加;另一方面,他们又说很好地处理了生活中的压力。这种对自己是否确实处理好了压力的误解是一个重要的危险信号。这是我设计易于使用的压力监测系统的原因之一,您将在第二部分中了解到这一点。

简而言之,这些事实和数据以及我自己与各界人士合作的经验表明,我们中许多人(包括准妈妈们)相信我们正在很好地处理忙碌的生活,而实际上,我们并没有。虽然我们可能已经认识到我们生活在一个狂热、混乱的社会,但这并不会减轻这些对我们的影响,而只是让我们知道需要更重视它们。

您对自己了解多少?

让我们来看看我朋友的女儿和她的新生宝贝。事实证明,我朋友的小外孙女似乎没什么问题。她在接近预产期时出生,不经常哭闹并且容易安抚。她喜欢被抱着,拥抱她可以让她立即平静下来。她四个月大的时候,夜晚大部分时间都在睡觉。

我的朋友有点不好意思地向我承认这个孩子很好。尽管如此,她的关心并没有错。她明白,她的女儿怀孕时处在一个比她自己怀孕时更紧张的社会。事实上,她的女儿并不知道她妈妈曾与妇产科医生谈论过产前压力的危险。我朋友的女儿(马德琳)事实上已经采取了特殊的措施,在每天晚上花一点时间摆脱和减轻她在一天活动中的压力。

马德琳是一位成功者,她的妈妈将她精准地描述为 A 型人格的人。马德琳总是有很多计划和目标要完成。她获得了解剖学硕士学位后去了医学院,成为了一名医生。马德琳每天都很充实,她总是喜欢在一天结束前完成所有的待办任务。然而,当马德琳怀孕时,她**听从了**医生的警告,不让自己的压力过大。她阅读了关于这项新研究的相关材料,并开始据此审视她自己的生活以及生活中的事件,了解自己需要做些什么来减少日常生活中的额外压力。

马德琳怀孕时做的一件事,就是根据下面的列表检查自己的身体和心理压力症状。这是她为了更好地了解自己对当天事件的反应而进行的第一次练习。这些并不是压力型生活方式的仅有症状,但希望您能像马德琳那样,发现这个练习对您有帮助,可以帮助您认识到自己正在上升的紧张情绪。

看看这些身体和心理压力症状,您觉得自己:

——紧张时屏住呼吸;

——偶尔深深地叹了一口气;

——心脏快速跳动或手掌出汗;

——握紧双手或不断挤压双手;

——非常不安或烦躁;

——坐下时快速地抖腿或抖脚;

——紧张时就吃东西;

——感觉像时钟一样紧绷;

——被意外的或大的声响吓得跳起来;

——难以入睡。

许多人对处理生活中不断增加的压力有错误的认识,您对自己有多了解呢? 您发现自己勾选了两个或更多个上述症状吗? 如果是的,出乎你的意料吗?

马德琳深信这份清单在怀孕期间帮助她仔细审视了自己的生活方式,她的故事表明,在日程安排中加入放松活动可以真正起到帮助作用。如果您勾选了上述几个症状,那么现在是时候做一些改变了。事实上,本书的一个要点是:**停下来花时间做一些改变来减轻压力**是很重要的。如果不喜欢中断正在做的事情,您可以跳过下面的练习。但是,休息几分钟通常可以让您感觉更好。我在书中安排了一点放松休息时间,帮助您开始培养减压的健康习惯。

建立任何新习惯(即使是放松休息)的关键,就是需要经常重复新行为,使它可以成为您神经系统中的既定模式或联系。养成一种习惯基本上意味着您的行为会或多或少地自发进行。研究习惯形成时间的专家们认为,需要经常重复 14～21 天才能养成习惯。这意味着您必须非常清楚并有意识地每天重复相同的行为。任何已经做过减肥或锻炼的新年计划的人都知道,如果您在尝试培养新习惯的开头错过了几天,可能就不会成功。"等明年吧"这一老话可能来源于此。现在就是开始建立一个舒缓压力新习惯的最好时机。因此,在本书中,我会用以下信息提醒您休息一下:

> 现在是放松休息的好时机。

当您看到这句话时,清翻到本书的第三部分并挑选出一个放松方法。当您尝试用呼吸、音乐或简单的冥想等方法休息时,您会发现那些对您有用的等方法。您可能已经了解到一些对您有用的方法。本书中没有什么特别神奇的方法,对您有益之处在于让您选择合适的时机休息一下。这些方法都基于已知的减压活动。您只需要休息几分钟,让自己喘口气,使内心宁静。

对于这个放松休息,我建议您尝试一下下面的缩唇呼吸练习。这是一个很好的练习,有助于减少当天的紧张情绪并强化您的神经系统(请参见第三部分关于呼吸的内容,获取完整说明)。如果您不喜欢该方法,选择另一种即可。

缩唇呼吸练习

第 1 步:舒适地坐着,让自己能够自如地呼吸。通常最舒服的姿势是躺在地板上或床垫上。在您的膝盖和脖子下放置一个枕头或毛巾卷,保护您的下背部。(如果您准备做几分钟的呼吸练习再继续阅读,那么,请在做呼吸练习时,放下手里的东西。)

第 2 步:闭上眼睛,安静下来。正常呼吸,直到您感到放松并准备好开始了。

第 3 步:开始用鼻子吸气,鼓起脸颊,通过轻轻闭合的嘴唇慢慢地吐气。可以通过更缓慢更长时间的吐气来加强这个过程,直到排空肺的大部分空气。吐气时,收紧肚子,有助于让肺部有更多空间进行下一次更好的深呼吸。如果仍然感到紧张,继续练习几分钟。尽量停止思考,只关注自己的呼吸。

责任与放松:心理冲突

当然,不是只有我的朋友(马德琳的母亲)担心女儿承受压力并可能影响妊娠。很多准祖母们都认识到,现在的一代比自己那一代忙碌,并且面临着高出 N 倍的责任和心理需求。您的配偶或伴侣、朋友及家人也可能会担心您生活中面临的压力。

幸运的是,马德琳找到了一种在工作职责和个人需求之间取得平衡的好方法,在怀孕期间她有意识地每天减压。不幸的是,有些女性没能达到平衡,并可能产生严重的问题,您会看到下面一个关于斯泰西的例子。

和马德琳一样,斯泰西也很忙,专注于她的职业生涯。与马德琳相反,斯泰西是那种对自己承受的压力不能很好地感知的人。在怀孕期间,她并没有做什么来改变繁忙的行程。她对工作和职业的态度自相矛盾:一方面她觉得不堪重负但仍需尽责,而另一方面她又觉得怀孕期间不要过度劳累。这是许多职业女性怀孕后必须面对的一场精神上的拔河比赛。如果不做出一些基本且可行的调整,这将是一场艰苦的比赛。

斯泰西是努力平衡家庭、工作、教育以及朋友的责任和社交生活的一个很好的例子。像今天很多聪明的年轻女性一样,她想要平衡个人生活和她的事业。然而,事情可能不像她想的那样一切尽在掌握。

作为一名律师,斯泰西一直为自己的理智而非感性而自豪。她用手机和电脑来管理工作任务、监测日常运动,并控制饮食以管理体重。她时常查看日常待办清单并坚持完成其中的大部分工作。当斯泰西怀孕时她很兴奋,并计划修改日程。她不会再一直待在办公室直到丈夫打电话提醒她回家。她也计划开始上妇产科医师推荐的产前瑜伽练习课。

尽管如此,日常待办事项每天都在增加内容,这让她更紧张。斯泰西想,幸亏有电子产品,让世界尽在我们的指尖。她计划着即使去上瑜伽课,也要用手机与办公室保持联系。她在手机上设置了电子邮件提醒,通知她重要的"紧急"信息。她上课出去接电话时完全忽略了瑜伽老师关切的眼神。尽管斯泰西极想放松一下,但她仍然压缩了自己的放松练习来关注工作。更成问题的是,斯泰西沉浸在下一步的工作以及相关细节和问题中而无法自拔。

在怀孕期间,斯泰西从未觉得特别糟糕,尽管她经常抱怨自己过度劳累,无法完成所有工作。她并没有意识到,她一直照待办清单努力工作使她的压力水平上升。怀孕期间始终保持快节奏使斯泰西的压力水平居高不下。

不幸的是,斯泰西的结局并不像马德琳那么好。斯泰西的宝宝早产了三周。虽然可能还有其他诱发因素,但是怀孕早期的过多压力和早产之间有着必然联系。早产本身能带来许多童年期问题的风险,包括婴儿的呼吸问题和随后的发育问题等。斯泰西的宝宝很难安抚,也不易入睡。

斯泰西和马德琳之间的关键区别之一是斯泰西没有像马德琳那样关注日常压力症状。斯泰西不像马德琳,是那种没有太多压力警示信号的人。斯泰西就算承受了很大的压力,她也不会被突然的声响吓倒,在坐着时也不会摇晃或抖脚。

相反,斯泰西的大部分压力都自己承受。她的压力主要来自对工作、责任的态度和信念。这些态度和信念就像我在本章开头引用的谚语中的"令人担心的鸟",如果您允许,它们可以

"在你的头上筑巢"。我们的信念所产生的想法会触发我们血液和大脑中压力化学物质的释放。斯泰西对自己职责的迷恋妨碍了她在怀孕期间放松自己，这可能会对分娩和宝宝的性情产生影响。

斯泰西需要的是一份不同的清单。如果她有一份如下所示的清单并注意到上面的态度和行为的话，也许她会意识到曾经经受了多大的压力。按照定义，态度和行为都是根深蒂固的。换句话说，这些多数都是由我们多年的经验习得的。一旦习得，则不容易改变。但是，如果在怀孕时已经改变了自己的行为，那么你在宝宝出生后也不太可能重蹈覆辙。

需警惕的态度和行为

——您是否厌恶在事情完成之前中止？

——在开始做一件事之前，您是否会过度计划？

——您觉得自己是一个完美主义者吗？

——别人觉得您是一个完美主义者吗？

——犯错时，您是否容易原谅自己？

——当竞争变得艰难时，您是否竭力避免失败而不管自己要承受的后果？

——您认为自己是 A 型性格或是工作狂吗？

——您有没有在一天结束前没完成待办事项？

——您会很难将受辱或错误的感觉从脑海中消除吗？

——您讨厌错误，并且会在发生困难时忧虑和担心吗？

如果您勾选了上面的三个或三个以上的项目，则您可能具有中度、高度等"基线压力"（或压力起点）。您已经了解自己了吗？如果没有，您也并不孤单。正如 APA 调查中显示的那样，大多数人并没有准确地感知到苛刻的生活方式对他们到底有多大的影响。

具有中度到高度基线压力的人倾向于认为焦虑或费神的状态是正常的,而不是需要解决的问题。高基线压力可能是对身体的焦虑及总是赶时间产生的累积效应,或者可能是天生的易焦虑和紧张特质所致。很多人天生易紧张,这意味着他们的身体缺乏恢复平衡的能力。这样的人可能会说自己"一直都这样"。

我们很少能及时感觉到上面清单中所列态度和行为所造成的伤害,很多效应是逐渐累积起来的。压力不像腿的外伤,疼痛是立竿见影的。当我们"一直都这样"的时候,很难注意到什么时候情况变得更糟了。如果仅仅是立刻解决浮现的问题,而忽略了改变紧张的状态和自我感受,则永远无法打破这一恶性循环。

为什么在怀孕期间应对压力很重要

我们中的许多人都像斯泰西。如果您在她的故事中看到自己的影响,请记住,这本书为您制定了压力解决方案。马德琳显然不需要像斯泰西那样证明注意压力累积的重要性。

斯泰西是一位年轻、健康和活泼的女性,她也许能很好地应对压力。斯泰西的宝贝却遭受到了她满满的日程和忙碌的心灵的影响。压力也会影响到成年人,但发育中的婴儿比母亲对压力更为敏感。压力对成年人的损害可能需要几年时间才会显现,但几个月的压力就足以伤害正在发育中的婴儿。

这就是为什么本书中的信息如此重要,在怀孕期间要应对好压力以保护在关键发育期的宝宝。下面的章节中您将看到,用简单的改变生活的方式减少您的日常压力,可以为您和您的孩子带来好处。

3

满满的日程和忙碌的心灵
对我们做了什么?

如果你问我长寿最关键的秘诀是什么,我不得不说那就是避免忧虑、压力和紧张。即使你没有问我,我仍然不得不说。

——乔治·伯恩斯

满满的日程是在当今是非常常见的,这就是 21 世纪的生活现状。一个充实的日程表往往会伴随忙碌的心灵,这是压力迫在眉睫的明确标志。我们可能没有意识到,人生中的一个事实是,我们越忙,付出的健康和幸福代价就越多。本章接下来的内容旨在解释压力如何引发身体的变化,也就是繁忙的日程如何使心灵忙碌的,而忙碌的心灵又如何随着时间的推移导致大脑和躯体发生变化的。

不久前,一些医生认为对压力敏感或与压力相关的疾病可能是受到心理影响的,也就是"主要在于我们的头脑"。20 世纪早期到中期,传统医学并不清楚一种思想或感觉可能导致心脏病发作或其他压力相关疾病的实际机制。毕竟,思想或感觉没法观察到。这使与压力相关的疾病面临一个奇怪的处境。由于除了压力或疯狂的思想之外,还没有发现压力相关问题的原因,因此,人们对寻找其解决方案的兴趣不大。

医学已经走过了很长的一段路程,现在更好地理解思想和情绪了,特别是压力性情绪会导致激素的释放。激素进入血液并将"不安"(或"疾病")传递给身体的特定部位。最终,如果激素经常释放并长期停留在身体中,将引起一些的躯体问题或疾病,如失眠、心悸或消化问题。总而言之,我们现在明白**心理-躯体**关系(我们的身体对思想和感受的反应)是一种真实的现象,可以影响我们的健康和寿命。

当压力和疾病之间首次建立联系时,医学界还没有意识到压力的影响程度。今天我们知道,这些影响是深远的。如果我们可以一直忙碌、思考、担心、烦恼、讨论和创作而不出现问题,那我们根本不需要讨论这个问题。但是事实并非如此。本书的目标是让你相信,如果你要避免过度压力的长期影响,那么在与压力相伴的活动中,休息是必不可少的。在怀孕的时候短时休息一下极为重要。

繁忙的日程通常伴随忙碌的心灵

有一个繁忙的日程而没有忙碌的心灵在理论上是可行的。有人可以忙碌地工作,而不会思考或担心太多。然而,如果你的日程安排很满,那么你更应该要保持思维活跃,以做好计划、决定、选择和做其他必需的事情。经常看日程表通常表明你可能会有繁忙的日程安排。如果你使用电子助手来掌握你的约会或待办清单,很可能会有"繁忙的日程和忙碌的心灵"。有时候,忙碌的日程更像是一组日常麻烦——需要您关注的差事或情况。

一些人可能会说："好吧,那又怎么样呢? 那只是生活的一部分。"问题是,所有上述心理活动都会使你的大脑和身体产生不同程度的皮质醇和其他压力相关激素,如肾上腺素等。在不提高身体中皮质醇水平的情况下积极地思考、规划、决定、选择或判断是不太可能的,尤其在您感到时间紧迫或必须努力去做一些自认为具有挑战性的事情时。即使是购物时在脑海中累加那些商品的费用,也可以在一定程度上提高皮质醇水平,尽管你可能没觉得特别有压力。

需要说明的一点是,你不会因为做一些简单的事情而感到紧张,比如刷牙。你的许多日常活动都是例行公事,你可以很容易地同时处理多项任务(比如折叠衣服或做饭的同时看电视或打电话),而不会增加压力水平。但是赶时间去完成一份报告或急于在截止日期之前完成贷款申请则是不同的情况。只是想一下你必须在花园聚会发表的演讲,就可以显著提高自己的皮质醇水平。

没有繁忙的日程却有忙碌心灵的危险

如果你没有繁忙的日程安排会怎样呢? 你仍然可能拥有一个永不停息的忙碌心灵,那也会提高你的皮质醇水平。也许你没有面对严苛工作的压力,也没有长长的日常待办清单,无需面对很多严重的问题或麻烦。然而,如果你天生喜欢在事情发生很长一段时间后仍然反复琢磨在头脑中,挥之不去,那你也可能在没有繁忙日程的情况下创造一个忙碌的心灵。

头脑是一个神奇的东西。当我们回想已经发生的事情时,皮质醇会增加；考虑可能会发生的事情时，皮质醇也会增加。因此，你的身体可以在事情已经发生或将要发生时体验到压力激素的增加。所有的这一切说明，在很大程度上，压力的消极后果与忙碌的心灵直接相关。

某些事情或状况更易导致长期忙碌的心灵。其中包括过去发生的让你感到愤怒且无法控制的事情，让你担心会发生的某些事情，以及担心爱人的健康或安全。两种长期提高皮质醇水平的最坏情况是您的亲密关系出现严重问题或者面临重大财务问题。

长期意味着相同的问题会定期反复发生。如果你几乎总是在思考和担心某个问题，或者即使在事情结束之后仍继续纠缠就是一个长期问题，你的皮质醇水平很难降到放松时的水平。直到你的思绪舒缓下来，变得平静或静止时皮质醇水平才会下降。因此，即使躺在床上或躺椅上，您精神活跃的时间越长，皮质醇高水平状态也将维持得越长。

从某种意义上说，大多数心理活动（忙碌的心灵）都会导致我们身体里的皮质醇和压力相关激素增加。这没什么不对——我们的身体在需要时产生皮质醇，在需求结束后恢复平衡。重要的是要认识到这种重新平衡不是身体自发的，必须采取措施让身体恢复平衡。

皮质醇：朋友还是敌人？

皮质醇是如何工作的，为什么我们要关注它？皮质醇，通常称为"压力激素"，是一种重要的激素。我们需要它，在某些情况下它是我们的朋友，但在其他情况下它会成为我们的敌人。下面介绍它的工作原理。

　　面对日常需求的增加,我们的身体通过产生和释放压力激素以及其他激素来应对。皮质醇的释放受大脑和肾上腺之间的信息调节。随着皮质醇的释放,进入血液的葡萄糖增加。葡萄糖转化为去甲肾上腺素和谷氨酸。去甲肾上腺素是一种重要的神经递质,可以帮助我们思考、记忆和创造。谷氨酸是我们细胞的燃料,它提供了进行心理活动所需的能量,并对感知到的危险或挑战做出反应。

　　皮质醇在急性或短期压力情况下是我们的朋友,而在长期或慢性情况下则成为我们的敌人(见下表)。作为朋友,皮质醇为我们的血液提供额外的能量和养分(来自葡萄糖)来应对日常挑战。它可以帮助我们完成各项艰巨的任务——无论是努力思考或担心问题还是完成填字游戏或记住昨天所写支票的数目。在进行剧烈的体育活动或锻炼、演讲或表演、与老板或家人吵架、匆忙赶赴会议、对跌倒或受伤作出反应时,我们也会分泌皮质醇。在面临生死攸关的问题时,皮质醇可以成为我们的保护者。它为我们提供了保护自己所需的能量。当我们处于短时间的胁迫状态时,它能维持身体中的平衡。

皮质醇在短期或急性情况下是朋友	皮质醇在长期或慢性情况下是敌人
在不安全的情况下可使能量爆发	使人难以入睡或放松
通过向血液中释放糖来提供能量	导致胰岛素抵抗,无法释放储存的能量,减轻体重
提高记忆力	妨碍或阻断记忆并损害主要记忆储存点
激活免疫系统	消耗免疫系统

　　但是,当我们遇到某些困难时,比如开了一天艰苦的工作会议,随后又困在晚高峰的交通堵塞中而感到愤怒,再加上一到家又担心家庭问题,皮质醇则可能由朋友变成敌人。如果我们在事后长时间无法释怀,情况更是如此。一直放不下和担忧

的人可能更容易受到皮质醇过多的负面影响。

正如皮质醇对我们的影响有两面性——朋友和敌人,它的活动也有两个阶段。自然情况下,每次释放皮质醇之后都需要一个充分的恢复期。换句话说,当遇到困难或严苛情况时,神经系统是通过转换到"战斗或逃跑"模式来保持平衡的。一旦挑战结束,则取消"战斗或逃跑"模式并开启放松模式以减少积聚的皮质醇。当生活不那么紧张和忙碌时,这就是我们神经系统的工作状态。然而,在当今世界,许多人并不觉得他们有时间休息或放松。

长期高水平的皮质醇对我们的影响

当皮质醇和其他压力激素激活或者当你的神经系统处于"战斗或逃跑"模式时,许多正常的身体功能被暂时搁置。例如,生长和繁殖活动受到抑制,流向皮肤的血液减少,免疫系统活性降低,甲状腺功能下降以及血糖增加。这些是身体正常表现的短期调整;当危机或挑战结束时,身体会马上扭转这些调整。

如果不休息不放松,而是持续忙于工作或思考,会发生什么情况呢?如果皮质醇持续高水平,身体就会出现问题。一直忙于思考可能会带来一些问题,诸如消化不良,失眠,做事情被打断时会发脾气,体重增加且很难减轻,听到突然的声响易受惊吓,常常叹气,甚至觉得累得想哭。在第二部分中,你会看到衡量怀孕时压力和身体反应的基线水平的不同类型的信号。

随着年龄的增长,长期的高激素水平最终会影响我们的记忆力和注意力,降低我们的免疫力,并降低我们的身体利用炎症反应有效治愈创伤的能力。过长时间的高皮质醇水平可以降低骨密度和肌张力，提高血压并抑制甲状腺功能。皮质醇水平的增加还促使胰腺产生更多的胰岛素以激活人体细胞将糖转化为能量，从而可能导致代谢综合征或容易得糖尿病。此外，慢性压力及其副产品——持续的皮质醇可能诱发许多疾病，包括冠状动脉疾病、心脏病、中风、小血管疾病、癌症、胰岛素依赖性糖尿病、慢性疲劳综合征、迟发型超敏反应以及多种胃肠道问题。

如果你不能规律地放松休息，即使现在没有这样的问题，以后长时间的压力也可能会伤害到你。我们都认识一些多年来一直处于高压力工作状态的人，直到退休他们都很好。他们很期待退休后享受生活，慢慢放松。而享受那个期待已久的假期和悠闲生活不久，他们就心脏病发作、中风或发现癌症了。

汉斯·赛里（Hans Selye）的一个著名理论解释了为什么有时会发生这种情况。研究压力生物效应的早期先驱赛里将他的理论称为"一般适应综合征"，并解释了个体在压力下经历的几个状态。首先，进入警报状态，身体会评估压力并准备好与之对抗。警报状态之后是抵抗状态，开始抵抗后，该状态可持续很长时间。最后，由于资源枯竭，身体进入疲惫状态。这种情况可能会有几个月的时间，身体更易感染疾病。这是因为让我们保持安全、不受任何疾病或生物体侵入的免疫系统资源在战斗中被压制、耗尽，身体尚无时间来恢复它们。如果我们在疲惫的时候从压力大的工作中退休，压力突然停止，身体便会放松警惕，无法战斗。

年轻时我们的身体有韧性，我们通常有能力处理随着年龄增长带来的问题。当我们变老时，我们的担忧和焦虑带来疾病的可能性更大，我们将更快地进入疲惫状态。

例如，大多数青少年会毫不犹豫地熬夜准备考试，他们通宵工作后第二天只不过多打几个哈欠，到了星期六晚上就把这些都忘了。当我们20多或30多岁时，慢性的紧张和焦虑会让我们更容易出现睡眠和消化问题。在我们 40 多岁的时候,如果熬夜,则需要睡上几个晚上才能补过来;如果我们无法入睡,或错过办事时间,或出差不顺利,都可能会导致胃灼热、肌肉紧张、头痛或更坏的情况。如果我们合同签订失败,可能会好几个星期都感到极度愤怒。如果失去了工作,我们可能会面临更多的情绪、精神和财务上的压力。

对于我们中的一些人来说,在我们 50 岁的时候,生活的压力会使糖尿病、心脏病和其他许多身体或心理问题发生的可能性增大。压力带来的伤害已经累积在我们的身体中,从未完全康复。当我们进入 60 岁时,之前的压力和焦虑会让我们付出沉重的代价。

多年的紧张和过劳缓慢累积。而身体变化和健康危机需要数月甚至几年才会显现,直到影响发生后我们才意识到。在面临压力事件时,如果没有减压,随着年龄的增长,我们将面临较大的风险。比尔·克林顿就是一个很好的例子,他的快餐饮食,加上国家事务的极端压力和离职后压力水平的骤降必然会导致心脏问题。

目前关于压力和焦虑对衰老影响的研究非常有说服力。除了躯体问题外,研究还表明,经历长时间的焦虑和高皮质醇水平可能导致大脑(海马)区域中脑组织功能丧失,这块区域负责我们的长期记忆、新知识的学习和视觉空间推理等功能。因此,一生中过度的压力会导致我们所说的老化性记忆丧失。

原本应是怎样的?

让我们将上面描述的慢性压力情景与正常的状态进行对比。拥有良好压力状态的人似乎在释放日常压力方面做得很好，他们的焦虑和压力可能非常短暂，这一分钟浮现，下一分钟就会消失。他们擅长释放产生压力的想法和感受，把当前的坏情绪释放后就不再反复回想这些不愉快。

如果你的身体做不到这样，或者你是那种具有忙碌的日程、忙碌的心灵或者两者兼有的人，那么留意并释放每天积累的压力和皮质醇将让你受益匪浅。避免系统中激素水平升高的有效方法是每天经常抽时间休息一会。必须要精神放松才能达到效果。记得上一章中的两位女士吗？快速休息是马德琳所做的事情，而斯泰西却没有做到。马德琳在怀孕期间调整了日程表和待办清单，但更重要的是她学会了经常休息一下，放松心情。休息的时间并不长，每隔几小时只要 5 分钟或 10 分钟，但帮助她实现了降低压力和使内心平静的最重要目标。

现在是放松休息的好时机。

4

儿童疾患的剧增

焦虑损害智力，阻碍我们发展……应付未知事物的能力……它根深蒂固，枝繁叶茂，果实累累，其影响是毁灭性的。

——约瑟夫·奇尔顿·皮尔斯，《神奇的孩子》

遭受压力和焦虑影响的不只是成人，越来越多的孩子也受到这些情况的困扰。1977 年，约瑟夫·奇尔顿·皮尔斯在他的著作《神奇的孩子》中将焦虑和压力视为儿童的一个隐忧。他警告说，孩子的焦虑是一个日益严重的问题。在那个时候，皮尔斯和其他人就已经知道焦虑可能会潜在性地破坏儿童情绪和认知能力的发育。皮尔斯认为，焦虑和压力会干扰正常的大脑功能，并且阻止孩子潜能的充分发挥。

我们正在为这一问题而付出代价。儿童焦虑的临床诊断量在快速增长。很多儿童应对压力的能力较差，这是一种几乎无法治疗的疾病，因为它不是一种临床疾病。与压力有关的疾病在一代一代地增加。焦虑所带来的重大影响之一是它限制了儿童和成年人学习新事物的能力和记忆力。试想一下：当您心里正为一件事情焦虑的时候，又怎能真正专注于另外一件事情呢？

不仅仅是压力和焦虑，儿童抑郁症和其他精神障碍也在增加。与以往相比，现在有更多的儿童被诊断出患有注意力缺陷并需服用药物。1943 年，自闭症被发现，近年来，该疾病得到了越来越多的关注。在这个愈加注重情绪和行为障碍的世界，越来越多的孩子被纳入需要治疗和正在治疗的群体中。

我最近在美国心理学会年会上参加的继续教育课程进一步证实了该事实。该课程由塞西尔·雷诺兹（Cecil Reynolds）博士讲授，他介绍了在德克萨斯大学所做的一项研究。该研究更新了目前常用的儿童评估工具——儿童行为评估量表（BASC）的标准。雷诺兹博士是德克萨斯大学的临床心理学家，也是 BASC 的制定者之一。

德克萨斯大学的研究小组发现，现在具有学习问题的儿童数量与十年前持平。但令人惊讶的是，患有焦虑症的儿童数量明显增加。此外，被诊断为焦虑症的男孩比女孩多。雷诺兹博士在介绍过去十年中焦虑儿童大幅增加时表现得困惑不解。其他研究也有同样的结果，且在每个时期，每 8 名儿童中至少有 1 名符合至少一种焦虑症的标准。

已经证明，受焦虑情绪影响的儿童在学校的表现较差，更有可能缺席重要的社交活动，并且更可能滥用药物。焦虑常常与其他问题同时发生，如抑郁症、进食障碍和注意力缺陷等。近一半患有焦虑症的儿童也同时患有抑郁症。

从学龄前到青春期的儿童中，近 10% 患有儿童焦虑症。由于儿童焦虑容易被忽视，因此确诊或治疗的病例很少。这些孩子可能一生都在焦虑中挣扎，从没有意识到他们的感受以及压力对身心的影响是可以治疗或者避免的。

艾姆斯利（G. J. Emslie）博士在《新英格兰医学杂志》上发

表的一篇文章说,幼儿的焦虑难以治疗且容易漏诊。然而,艾姆斯利医生警告说,我们必须对现在已经达到流行程度的儿童期焦虑进行治疗。儿童群体中未经治疗的焦虑对社会的发展极具破坏性,因为焦虑剥夺了新一代的创造力以及在压力下清晰地思考和解决问题的能力。一旦人类的神经系统习得了紧张情况下的焦虑反应,就很难消除或扭转。如果背负这些反应的孩子在焦虑和沮丧中成长,那么我们的社会将失去这些孩子已有的天赋。

儿童焦虑症的微妙之处

儿童焦虑症之所以难以掌握和处理是因为它表现的多样性。您可能会认为这只是孩子不愿意参加聚会,不想上学,害怕自己睡,或担心与父母分离(分离焦虑)。儿童焦虑症的其他表现还有孩子在某些场合或与陌生人交往时的紧张感(社交焦虑),对考试、某位亲人或在学校发生的事情等过度担心,受到压力易引发胃神经官能症,或难以入睡和睡不好(广泛焦虑)。

因为很小的孩子很难识别焦虑,善意和细心的父母都可能会忽视。一位最近来我办公室的母亲介绍她五岁的孩子在幼儿园的表现被评价为"自信和外向"。通过与母亲的进一步交谈,我发现孩子从不会因朋友聚会感到兴奋并且常常在聚会时胃痛。在最近一次邻居小伙伴的生日聚会上,其他妈妈们发现她不与其他孩子在一起,而是独自安静地坐着,也觉得担心。

她妈妈没有发现她的小女儿具有社交焦虑,尽管她在社交时或陌生情况下感觉非常不舒服。她可能还有一些分离焦虑。她更喜欢待在家中或处于她熟悉的环境中,这样她不会过度焦虑。

为什么儿童问题层出不穷?

在这里读到的事实和问题使我们反复追问:**为什么今天的孩子有更多的情感问题,比如焦虑、抑郁以及注意力缺陷和其他发育障碍?** 也正是这些问题开启了我创作本书的旅程。然而,问题的答案并不简单。

其中一个原因是焦虑的父母常常通过与孩子的互动向他们传递了这些行为。如果父母压力大、焦虑或抑郁,他们的孩子在长大后往往会传承某些相同的行为模式。孩子们能通过观察其父母或兄弟姐妹的行为而学会害怕某些事情(比如狗或雷闪)。因此,紧张或恐惧的父母很可能会影响到他们的孩子。

研究表明,教育方式也与某些儿童的行为和情绪问题有关。例如,主要使用恐吓和惩罚来控制孩子行为的教育方式可能会导致行为问题并加剧儿童期焦虑。父母有时会无意识地诱导或加重孩子的焦虑。例如,许多父母对幼儿靠近马路时的第一反应是冲他们大声喊叫,然后长篇大论地向他们灌输汽车和马路的危险、可能会被压死或撞伤,等等。当然,保障孩子的安全是必需的,但一个幼儿可能理解不了您灌输给他的那些东西。不用恐吓将信息传达给年幼的孩子的更好方式是,当他们在马路边时父母陪在他们身边。如果您牵着孩子的手,就没有必要大声喊叫了。恐怖的警告并不能真正阻止球滚到马路中央时孩子向球跑去的不理智行为。随着孩子年龄的增长,他们会理解您的口头警告,认识到危险,并从事实中学习。

导致儿童情感问题的另一个因素是儿童成长的环境。被忽视、虐待及贫穷的生活条件会造成焦虑和抑郁。处在这些状况下的儿童可能会出现出焦虑或行为问题。他们可能遭遇过可怕的事情,比如被狗咬伤或被灼伤,一旦出现相同或类似情况就会引发恐慌或焦虑反应。

您可能想知道尼古丁和酒精是否也是导致儿童情感问题上升的原因。确实,在怀孕期间吸烟或饮酒会增加注意力缺失症、出生体重过低和早产的风险。然而,在怀孕期间吸烟和饮酒的许多负面影响都是众所周知的,故而今天在怀孕期间的女性比以往任何时候的女性都更注意避免这些行为。因此,尽管吸烟和饮酒仍然有重要的影响,但很难将其视为导致儿童问题上升的因素。

遗传学和生物学因素呢?我们确实知道,如果父母或祖父母有抑郁症病史,那么孩子就具有抑郁症的倾向。在工作中,我清楚地看到,焦虑症是如何在世代之间传递的。事实上,惊恐障碍往往也会在家族中流行。但还没有发现一个基因或者一个确定的特殊机制与焦虑症遗传相关。焦虑症确实存在某些生物学原因(例如,由某种毒素或药物引起的焦虑),但是在幼儿中较少见。某些疾病(如哮喘、害怕得不能呼吸)和心脏问题(如心律失常、二尖瓣脱垂)也可导致焦虑加重。

上面提到的因素可能会加剧儿童焦虑和相关发育问题,但这些并非问题的全部。有证据明确地指出了另一个重要的因素:产前压力和焦虑。由于社会给我们的日常生活带来了压力,所以孕妇的压力和焦虑也随之增加,这又可能导致与孩子焦虑相关的疾病的增加。

从第6章开始,我将重点介绍关于产前压力和焦虑的影响的最重要的新发现。您将会了解关于产前压力提高儿童发育问题和焦虑风险的早期研究。这里我想重复一点,关注这个不是想为您已经忙碌的生活增加更多的压力或注意事项,相反,我强烈建议您将这看作是一个令人兴奋的发现,它将在生育年龄和之后的岁月里保护你。

事实上,学习如何减少怀孕时的压力并以健康的方式应对情绪问题,可以使您和您的孩子在很多方面长期受益。它可以改善您与伴侣的关系并显著提高您的生活质量。您甚至可以教授您的孩子一些本书中的简单易用的技巧。我们处在技术、经济和职业越来越有挑战性的世界,我们的孩子也需要能够在他们的成长过程中有效地应对压力。

学会帮助我们的孩子更健康茁壮地成长总是一件好事。我们已经知道,一个女人在怀孕时做的很多事情都会影响到她子宫里的孩子,最近的研究证实了这一认知。了解更多母亲和孩子在怀孕期间的相互关联(分享他们的亲密生活),可以让准妈妈们在激发宝宝潜力方面发挥更积极的作用。

事 后 无 悔

事实上,产前压力会影响到我们的孩子是一个相对较新的发现。当我们的母亲怀孕的时候,她们并不知道这些。在我怀着自己的孩子时,也不了解这些。那些没有看到本书之前怀孕生子的妈妈们也不需要因此而内疚。

我自己的母亲在怀孕期间一直都很焦虑。她是一位"战争新娘"。当她怀我时,我的父亲是一位年轻的中尉,已经前往欧洲的马赛战场。那时我还没有出生,我的母亲担心她可能需要独自抚养我。我能想象,嫁给高中时代的恋人,怀孕,在第一个孩子出生前丈夫在另一个国家打仗,会是一幅怎样的场景:总是焦虑地关注新闻,等待信件,强烈企盼得到有关我父亲仍然活着、没有受伤的消息。

尽管战争结束后,我的父亲安全地回到了家中,但我的母亲经历了每一位怀孕的战争新娘经历的一切,与其他的很多爱人服役的人并没什么不同。

　　回首过去,我发现自己有一种过度的焦虑,却永远无法确定它是从哪里来的。我从出生起就有严重的哮喘,直到大学期间才控制住。在我之前或之后,我的家人中没有其他人曾经患过哮喘,我总是想知道为什么我天生就有这个毛病。在怀孕期间,我从未想到自己患有哮喘和焦虑可能与母亲怀我时的焦虑有关。事实上,直到我读完这些相关研究的几天后,在撰写本书时,才意识到自己病史的一部分原因。

　　每个新时代都会带来大量新的信息。有时在一个问题上的观点甚至会由一个极端变为另一个极端。当我的孩子还是婴儿时,关于年轻母亲是否要进行母乳喂养的意见改变了不止一次。所以,如果您已经有了第一个孩子或第二个孩子,读完本书,回想您的妊娠时,请不要感到内疚。相反,学习的这些新知识,可以传递给其他准妈妈以及您的家人和朋友。当您将学习的知识融入日常生活时,请循序渐进,善待自己。

现在是放松休息的好时机。

　　请记住不要跳过这些提醒!花几分钟时间,从第三部分中选择一种放松技巧尝试一下。反复练习是建立新习惯的必经之路。

5

怀孕期间身体的惊人变化

巨大的欢乐即将来临。

——佚名

从很多方面来看，怀孕都是我们的生活中一个美丽而神奇的时期，通过身体错综复杂的内部调整为我们的孩子准备理想的环境。这些身体的变化以及为迎接宝宝的到来所做的准备，可能会给我们的生活带来身体和情绪上的巨变。因此，在我们学习产前压力知识之前，要简单了解一下怀孕期间体内发生的惊人变化，这时密切关注我们的身体对压力的应对比以往任何时候都更加重要。

在怀孕时，我们体内环境自然会发生变化：准备好孕育、提供营养并最终生下我们的孩子。在怀孕期间，心脏和肾脏必须更努力地工作，因为通过身体的血液量增加了 30%～50%。心脏泵血速度加快，肾脏努力工作以过滤更多的血液，尿量增加。此外，婴儿的体积和重量会压迫膀胱，使排尿次数增加。随着心输出量的增加以及宝宝在母体内生长，母体还会经历其他身体压力的增加。子宫大小增长超过平时的十倍,重量比未孕时增加千倍以上。

氧消耗量增加 20％ 以充盈额外的血量。肺开始更加努力地工作,婴儿占据的母体体积也开始增加。膈肌被推高,这会干扰肺部扩张的能力。膈肌和胃部向上的压力会导致烧心和胃部不适感。婴儿的体重会使排泄物通过母亲结肠的速度减慢。激素变化也会降低母亲消化食物的能力。由于膈肌被向上推,乳房组织扩大并增加了向下对胃和隔膜的压力。

除了这些身体压力之外,在怀孕初期,准妈妈体内的激素级联反应可能会引起恶心。这些激素的关键作用是使母体内部放松,让宝宝有足够的空间生长。它们为宝宝的健康提供了具有最有营养的内部环境。

激素变化和压力

怀孕时的激素变化对身体的多个系统有长远的影响。这些变化比我描述的要复杂得多,那些具体细节不是本书的重点。关于怀孕和分娩的那些具体细节,较权威的参考书是由美国妇产科学会出版的《怀孕和分娩:逐月新》一书,目前已有第 6 版。这里面解释了一些基本的激素变化是如何导致准妈妈们身体上的压力的。

我们从胎盘说起。胎盘是母亲和孩子之间的连接。通过它,营养物质进入婴儿体内,毒素从婴儿体内流出,而不会混淆母亲和婴儿的血流。胎盘也算是一种激素制造机器。它本身产生雌激素和黄体酮,并且也调节卵巢产生更多的雌激素和黄体酮。

由卵巢和胎盘产生的黄体酮(孕酮)和雌激素至关重要。

黄体酮通过放松母体关节为子宫内的婴儿腾出空间。这样,它可以在妊娠进程中减少髋关节和下背部的疼痛。黄体酮还可以松弛平滑肌(非自主收缩的肌肉,分布于血管、消化系统、食道、膀胱和子宫等部位)。由于其具有放松食道肌肉的作用,会引发妊娠期间的胃灼热和反流。

雌激素的作用是增加子宫的血流量和刺激另一种激素——催乳素的产生,该激素的作用是促进母乳的产生。繁忙的胎盘也刺激甲状腺产生更多的甲状腺激素,可能会导致准妈妈们多汗及心跳加快。人体重要的 HPA 轴(下丘脑-垂体-肾上腺轴)上三个器官之间的相互作用在怀孕期间也受到影响。HPA 是我们体内主要的三路激素循环。三个器官之间的相互作用对压力进行调节,帮助我们休息和睡眠,促进消化,调节免疫系统、情绪、情感以及能量的储存和使用。

下丘脑,约一个核桃大小,位于大脑中间。它就像一名指挥家,指导身体的其他器官履行各自的职责。除了负责调节我们的休息和睡眠周期外,下丘脑还调节饥饿感、渴感和体温。

垂体位于下丘脑的下方,被称为“内分泌腺之首”,因为它控制其他内分泌腺体。它的功能是维持体内环境的稳定。当女性怀孕时,垂体增大将近 135％。单是这一点就证明,维持准妈妈体内环境稳定的工作比未孕时多了一倍。

位于肾脏顶部的肾上腺分泌肾上腺素,体内释放的这种激素可以帮助我们应付精神或身体的压力。在怀孕期间,胎盘会刺激肾上腺释放更多的醛固酮和皮质醇,以调节体液平衡,但常会导致体液潴留。

随着妊娠的发展,皮质醇增加,并且妊娠最后阶段水平更高。事实上,在怀孕期间,皮质醇水平会上升两到三倍,这是非常惊人的增长。分娩后,妈妈的皮质醇水平会在几天内缓慢降下来。

外 部 压 力

我一直在谈论的这些变化都是自然发生的,身体本身足以应付这些。不过,孕期发生的变化不只是这些。除考虑孕期生活方式的改变外,准妈妈们还必须处理个人与家庭事务,选择医生,安排和进行约会,完善分娩的细节,为家庭的变化做计划,以及准备好宝宝需要的物品和房间。

此外,在怀孕期间,越来越多的女性都有自己的工作,所以她们还面临着完成工作任务、考虑产假时的工作以及应付上下班交通等压力。在现实生活中,我们将同时兼顾工作和家庭的准妈妈称为女超人。而且我知道目前社会普遍接受的观点是:许多女超人在怀孕时并不想接受任何特殊的待遇。

在这里我的观点是,在您生活的这个脆弱时期,多注意自身的压力水平是明智之举。怀孕时的体内变化加上外部压力使准妈妈比任何时候都更需要自我检查。如果您能确定您的压力水平何时增高,那么您可以采取必要的措施来减少压力对您和宝宝的潜在影响。

我们的皮质醇水平可以通过唾液或血液来检测,虽然在怀孕期间一直进行唾液和血液检测可以确保您处于压力和皮质醇的安全线内,但这显然不方便、不实用。如果能发明一个与检测血糖水平一样简单的检测皮质醇水平的方法,将会改变我们的生活。很多人会从这样的检测方法中获益,尤其是准妈妈们。

不进行唾液或血液的测试很难确定皮质醇水平。显然,除非有人发明检查皮质醇水平的简单方法,否则我们需要另一种方法。这正是我设计减压公式和积分系统的原因,您将在第二部分了解到。它很容易在您的日常生活中使用。

从本章小结可以看出,为什么怀孕期间您的身体是脆弱的,对任何其他的压力负担都很敏感。应对身体和情绪变化,平衡激素的相互作用以及同时处理日常任务,很容易使内部压力水平达到临界点。怀孕时仔细观察和控制压力水平比任何时期都更重要。正如后面的章节介绍的那样,在怀孕期间如何应对压力可能会影响您孩子的未来。

现在是放松休息的好时机。

6

关于妊娠和压力的重要研究

一些科学家认为,产前压力应该与怀孕期间的吸烟和饮酒同样看待,因为它对胎儿具有潜在的不利影响。

——托马斯·奥康诺(博士,罗切斯特大学)

关于怀孕期间压力过大的影响的研究至少可以追溯到 20世纪 50 年代,已是老生常谈。但还没有足够的说服力让人们对行为做出重大改变,直到现在。我们现在拥有了妊娠期高水平压力影响的科学证据。这些突破性发现非常重要,本章和下一章将主要总结这些关键的发现。

就像许多有价值的医学发现一样,越来越多的动物研究证据为人类产前压力的研究开辟了方向。当然,动物研究的结果不能直接运用于人类,但是这些研究在指引人类进行相关领域的研究中发挥着重要作用。

早期的研究发现,孕期受试验性压力的母亲所生的幼崽,成长期间表现出异常的行为和情绪特征。这些研究发现,子代在社交场合表现出的行为与正常动物的行为差异很大。另外,还观察到一些不寻常的行为,包括在受到惊吓时僵住或无法摆脱危险,在探索新环境时害怕离开母亲并紧紧地抱住母亲。压力较大的母亲其子代学习能力下降,运动发育轻度迟缓,并且比正常幼崽的注意力更差。此外,他们的性行为和交配行为异常。

正面的一点是,进行这些研究的科学家们发现,虽然动物孕期的慢性压力(持续的或反复的)对子代的发育有损害作用,但短时或不频繁的压力似乎不会对子代的行为和发育产生不利影响。这表明动物具有足够的韧性来应对短时间的压力。我相信人类也是如此。因此,这一发现意味着一件非常重要的事情:**如果准妈妈们能够学会控制压力,使其不成为长期的和慢性的压力,则可以预防或减少产前压力对我们的孩子造成的潜在危害。**

将产前压力与儿童行为联系起来

早期动物研究发现的结果非常有说服力,研究人员自然想知道人类婴儿是否同样会显示出产前压力的负面影响。试设想,受压力影响的母亲的幼崽,其学习、社会发展和情感行为的异常类似于一些人类孩子中的某些不良适应行为,如离开母亲更拘慎或拒绝跟其他人交谈和玩耍。当孩子拒绝与其他人打招呼或交谈,或孩子抱住他们并拒绝去新地方时,父母总是会担心。还有某些孩子很容易受到惊吓,就像受长期压力影响的母亲所生的幼崽一样。

我遇到过很多家长,当孩子在晚餐前要求吃零食时,他们会因为怕孩子不高兴或发脾气而不敢拒绝。这些孩子一旦被激惹,往往不容易安抚。有些孩子会哭到精疲力竭,直到自己生病或入睡。从本质上讲,这些孩子应对人际关系、学习新事物以及面对挫折的能力等都很差。

当然,除了我将要给出的解释外,也许还有其他理由能说明情绪激进的孩子与紧张的母兽生出的幼崽之间的相似之处。有些人认为儿童适应不良的情绪行为仅仅是人类的个性(羞怯、恐惧、烦躁)或应对情绪状况的个体差异。然而,最近的研究强有力地指出了对这些倾向的另一种解释:慢性产前压力。

确定产前压力对人类与动物的影响是否一样,对研究人员来说非常具有挑战性。原因之一是在人类中收集这类信息比动物要困难得多,因为我们显然不能通过在孕期对准妈妈们施加试验性压力的方法来观察这些信息是如何影响她们的婴儿的。最初,研究人员是靠自然发生的情况,例如研究欧洲在第二次世界大战期间出生的儿童,或者发生诸如自然灾害或"9·11"事件等重大事件后出生的儿童。

这种类型的研究已经完成了很多,其中之一是对于1940年在战争期间怀孕的荷兰妇女的一项研究。研究人员发现,这些母亲遭受的持续压力明显增加了她们的孩子罹患精神分裂症的概率。另一项研究着眼于自然灾害期间经历过重大情感创伤和身体创伤的女性的孩子,即加拿大魁北克的一场冰雪灾害,数百万人持续数周没有电力供应。这些儿童在五岁半时接受了智商测试和语言技能评估。与停电事件中压力较低的母亲的孩子相比,压力较高的母亲的孩子在智力测验(全面智商和言语智商)和词汇学习能力方面得分均较低。

那些在正常生活中经历过各种不安状况,但没有经历过长期压力的孕妇呢?其他类型的产前压力是否影响发育中的孩子?产前压力在怀孕期间的任何时间影响是否一致,或者妊娠早期经历的压力是否与妊娠中、后期的压力具有不同的影响?我们对这些问题有一些初步的答案。但是,科学界并没有所有相关问题的解决方案。

许多涉及这类问题的早期研究就像加拿大地区的研究一样是自然实验。而自然实验并不是研究产前压力和焦虑对孩子的影响这一复杂问题的最好方法。一方面，有许多其他因素可以解释利用自然灾害的实验所得到的结果。另一方面，要建立一个缜密的研究来排除大部分其他因素代价是很高的，且需要很长时间才能完成。幸运的是，20世纪90年代初，这样一个突破性研究的机会来了——这个具有里程碑意义的长期研究项目就是90年代儿童研究。

儿童问题成因的突破性研究

90年代儿童研究，或更确切地说是 Avon 亲子纵向研究（ALSPAC），是世界上持续时间最长、规模最大的一项医学研究，从1991年4月1日到1992年12月31日，包括约14000名出生在英格兰 Avon 地区的儿童。据估计，该地区那个时间段怀孕的近90％的孕妇参与了这项研究。迄今为止，ALSPAC 项目已经发表了100多篇有关怀孕、育儿和儿童发育的文章。访问 ALSPAC 网站即可完全了解该研究。仅2011年的前8个月，在主要期刊发表的关于这项研究的文章就超过40篇，内容涵盖了儿童肥胖症基因标记和睡眠呼吸障碍等方面。

为什么90年代儿童研究如此具开创性呢？首先，这是一项**纵向研究**，意味着一群孩子在成长过程中的同一个时期接受了随访和研究。这项研究中的孩子们现在已经20多岁了。该研究也是一项**流行病学**研究。大多数关键的公共卫生研究都是流行病学研究。流行病学研究涉及群体疾病的起因、分布和控制。流行病学研究包含对正在研究问题的有关的所有因素。90年代儿童研究是流行病学研究，是因为它涵盖了研究人员认为可能在儿童发育中起作用的所有因素,包括母亲的健康情况、环境、育儿的态度、家庭环境和其他因素等。这些就是该研究如此重要的一个原因——它检测了很多变量。

90年代儿童研究也是一项**前瞻性**研究。它并非研究一组已经有问题的儿童,然后试图弄清楚过去发生了什么问题。而是首先选择一组孕妇,记录一切被认为相关和重要的因素,然后观察其发展情况。因此,从事该项目的研究人员会观察许多因素,以便了解什么能够导致健康和行为问题,以及使他们长大后成功。由于产前压力动物研究的结果令人信服,ALSPAC项目的设计者也将产前压力和焦虑作为研究的因素之一。

下面介绍一下该项目诞生的一点背景。1985年夏天,在莫斯科召开的一次会议上,世界卫生组织(WHO)决定使用调查策略开展一项前瞻性纵向研究,以了解当前儿童健康和发展中的问题并探索防止这些问题的方法。在这一决定中,包括一项在几个不同欧洲城市同时进行的研究,即欧洲孕期和童年期的纵向研究(ELSPAC)。

这项工作选择的研究地点之一是英国的Avon。Avon亲子纵向研究(ALSPAC)大大扩展了世卫组织对项目的原设计。该研究今天仍在进行。最初的研究旨在追踪欧洲多个城市的孕妇及其伴侣和孩子(从胎儿到7岁时)的情况,到目前仍正在追踪已进入成年的孩子,因为它的发现已经被证实非常宝贵并且其价值仍在延续。实际上,这个项目是世界上最大的一项**"队列研究"**(表示本研究包括在特定时间段内出生在特定区域的所有儿童)。这些孩子共同组成了一个共享这些关键要素或经历的团体(因此称为**队列**)。

90年代儿童研究是一个设计精良的实验典范,其结果是科学的,极具说服力和可信度。这项研究是流行病学家让·戈尔丁教授的创意。该研究一直在收集数据,记录孩子们是如何被抚养的和他们成长中的问题以及如何防止这些问题,等等。其实,该研究旨在通过了解自然、社会环境与我们遗传基因之间的相互作用,来影响我们的健康、发展和行为的发展,从而更好地帮助儿童充分发挥其在教育、健康和生活中的潜力。

该研究收集的部分数据回答了有关产前和产后因素与儿童未来发育关系的某些问题。其他许多重要问题正在研究中并且已经发现了很多有价值的信息。例如,其中一个重要发现涉及铅中毒和血铅水平对学习和注意力的不利影响,铅中毒问题就涉及 500 多名儿童。尽管美国和英国政府都设定血铅的安全水平为低于 100 微克/升,但该研究的数据表明实际标准可以再降低一些。

骨密度是 90 年代儿童研究项目关注的另一个健康问题。最近的一份报告显示,过于纤瘦的十几岁女孩的骨骼风险很高。研究人员还收集了母亲孕期的食物数据,发现如果准妈妈们在孕期吃了油脂丰富的鱼,孩子出生时视力将会更好。参与该研究的科学家们也在寻找家庭和社区生活与孩子的成长和发展之间的关系。例如,已保存生物样本用于鉴别污染物并评估其对儿童发育的影响。

哈丽特(Harriet)是参与这个项目的孩子之一。正如《泰晤士报》2004 年描述这项具有里程碑意义的研究时所说,哈丽特是"英国最有潜力的儿童之一",有助于"塑造未来儿童的养育方式"。作为研究的一部分,哈丽特在成长时有研究人员密切关注她的家庭和环境,观察她吃什么、使用多少牙膏、接触什么化学物质、在学校接受的教育方式、与父母的交往、养育方式以及她的家族遗传史。随着研究中的儿童逐渐长大,研究人员调查了有关教育的问题以及孩子长大后的计划。哈丽特说她不确定是想成为一名演员还是一名漫画家。

自愿参加这项研究的母亲回答了有关对于怀孕的想法和态度等问题,她们在孕期的特定时间完成并寄回了问卷,其中包括关于她们生活中压力和焦虑的来源及严重程度等问题。

作为研究的一部分，哈丽特的母亲在孕期完成了几项这样的问卷调查。

《泰晤士报》采访报道了哈丽特和她的家庭。哈丽特的妈妈是一名教师。哈丽特说，她非常认同 90 年代儿童研究，她在学校的大部分朋友也参加了 ALSPAC。哈丽特说她曾经不喜欢抽血，但是现在她已经习惯了，并且认识到她和她的同学为世界提供了很多有价值的信息。退出研究的人极少，而搬走的人甚至每年都会回来完成他们的长期问卷调查。

如何更快地了解这项研究

在深入介绍 Avon 研究和接下来两章中的重要内容之前，我希望能为那些对研究的技术细节不感兴趣的读者提供一种替代方案。作为一个应用科学领域（心理学）的工作者，我觉得在没有提供证据的情况下给出结论是不负责任的。许多读者可能会有同样的感受，而另一些人则可能希望更快地进入本书的实操部分。

为了满足这两种类型的读者，并减轻您的压力，我已经将研究的部分细节放到了注释中。每个注释都有编号以便查找。如果您现在想快速浏览，可以看看本章和下章的研究总结。第 7 章分享更多关于儿童期问题与高产前压力相关的内容，第 8 章讨论了准妈妈们与子宫内的胎儿之间的互动体验。第二部分继续讨论如何处理这些信息。如果您想继续阅读关于如何衡量和减轻压力的内容，可以略过以下章节，直接跳到第二和第三部分，之后再回到这些细节中来。

ALSPAC 关于产前压力的调查结果

2002 年,发表了第一篇关于 Avon 研究中母亲和孩子产前压力的文章,其中的一项比较了母亲的产前焦虑水平与他们 4 岁孩子出现的问题。另一篇文章评估了抑郁症是否也可能是其中的一个问题。研究人员发现,产前(胎儿期)焦虑可以独立于母亲的产后抑郁预测儿童的行为和情绪问题。这些研究结果来自于约 7500 名母亲和婴儿的数据。

参与调查的母亲在孕期的两个时间点(孕 18 周和 32 周时)完成了产前问卷。他们在这两个时间点提供的信息包括 Crown-Crisp 恐惧焦虑指数(见下文)以及有关其健康、吸烟和饮酒史以及孕期的其他统计信息。当孩子 8 周、8 个月、21 个月和 33 个月大时,收集了关于母亲焦虑、压力和抑郁水平的产后调查问卷。在每个数据收集点,母亲们都会完成问卷调查,评估孩子的注意力、行为和情绪调节等问题。在孩子们 4 岁时,对他们进行了彻底的评估。在本研究中,焦虑评分排在前 15%的母亲被认定为"焦虑"。

为该项目工作的科学家们来自不同的学科。临床心理学家、ALSPAC 研究小组的主要成员托马斯·奥康诺博士参与了关于该项目产前焦虑的研究。他是我上面提到的第一项研究的主要作者,研究了母亲在孕期的焦虑程度与其 4 岁孩子的行为问题、情绪调节以及关注力问题间的关联。这篇发表在《英国精神病学杂志》上的第一篇论文报告说,在孕 18 周或 32 周时焦虑得分前 15%的母亲其孩子在 4 岁时出现了明显的情绪问题,注意力不集中或行为困难等问题的可能性增加了 2~3 倍。

为了准确评估预测儿童期问题,奥康诺博士和他的团队必须确定这是母亲**孕期**的焦虑而不是孩子**出生后**的焦虑情绪产生的影响。他们发现，出生后 8 个月、21 个月和 33 个月测量的抑郁和焦虑，并没有改变产前焦虑与儿童发育中的几个问题密切相关这一结论。换句话说，产前焦虑比儿童出生后母亲的抑郁或焦虑更能预示儿童期的问题。

在本书前几章，您了解了压力的成因，不同类型及不同程度的压力产生的影响不同。回顾这些发现，奥康诺博士和他的同事们还报道了孕期经历了严重慢性焦虑的母亲们。极度焦虑的母亲会过度地担忧和思虑。Crown-Crisp 指数衡量了母亲们自我评估的忧虑和恐惧，比如害怕封闭的空间，恐高，或者当爱人晚回家时过度担心。这些恐惧和担忧通常不会在宝宝出生后就消失，也不会因为女性怀孕就开始。

这些女性反映的问题是长期以来在她们的生活中一直存在的问题，并且已经改变了她们的神经系统应对压力的方式。相较于那些能迅速忘却忧虑和恐惧的母亲，这些女性血流中可能会有更多的皮质醇。

并非所有住在 Avon 地区且在 1991～1992 年期间怀孕的女性都是焦虑的，这很重要而且也很明显。好的一方面是，这些数据表明，在 7500 名怀孕的 Avon 女性中大约 65％的人表示她们在任何数据收集点都没有"焦虑"。

与产前压力有关的童年问题并没有消失

90 年代儿童研究中另一个重要发现是，儿童出生就有的问题与母亲在孕期的压力水平相关，并且不会随着孩子年龄的增长而消失或好转。研究人员发现，这些孩子在 4 岁时出现的问题在接近 7 岁时仍然存在。

　　此外，对收集的大量数据进行的另一项研究显示，母亲的产前皮质醇水平与儿童在 10 岁时的皮质醇水平之间存在直接关系。正如奥康诺博士早先的研究，他和他的团队发现产前高皮质醇水平母亲的孩子 10 岁时的高皮质醇水平与母亲产后的心理健康无关。

　　显然，Avon 地区孩子的那些与母亲产前焦虑有关的问题，并没有随他们的成长而消失。正如您在接下来的章节中将会看到的，许多研究现在都提出了同样的重要结论：中等到高水平的持续性产前压力可能会对儿童情绪反应系统造成持久的损害。奥康诺目前启动了一个美国国立卫生研究院（NIH）资助的大型后续项目。在随后的 NIH 研究中，将收集大约 8000 个家庭中 14 岁孩子的唾液样本，检查他们的皮质醇水平，更仔细地研究妊娠期焦虑和压力对儿童和青少年智力、情绪、行为发展等产生长期影响的机制。

　　下表总结了 Avon 项目产前焦虑的主要研究结果，几篇文章分别报道了这些研究结果。

---

20 世纪 90 年代儿童产前焦虑的主要研究结果

1. 产前高焦虑水平与孩子 4 岁时的行为问题、情绪调节问题以及注意力困难之间存在着明显的因果关系

2. 高度焦虑妈妈的孩子比低焦虑妈妈的孩子出现注意力和行为问题的可能性高出 2~3 倍

3. 上述 1 和 2 的发现与出生后妈妈的情绪、饮酒或吸烟史、年龄、受教育程度、对住房或怀孕的担忧及孩子的出生胎龄均无关

4. 随着年龄的增长，孩子与母亲孕期高压力水平相关的注意力、行为和情感问题并没有消失

5. 母亲孕期的高压力水平预示着孩子在 10 岁时的高皮质醇水平。母亲的产前皮质醇水平越高，孩子在 10 岁时的皮质醇水平就越高

重要的结论

我们可以从 Avon 项目的关键研究中得到什么？本章的推论之一是，随着母亲压力和焦虑水平的下降，所生孩子出现行为问题、情绪问题或注意力问题的风险也会下降。

另一个要点是孕期的高压和焦虑并不意味着孩子一定会有问题。在这种情况下，"风险增加"意味着来自**高压妊娠的儿童比低压妊娠儿童更可能出现问题**。然而，Avon 研究中的绝大多数儿童并没有表现出有临床意义的问题。

重复一遍：这项研究并不是说压力一定会带来行为问题，会在以后的生活中影响孩子的情绪调整，但它确实使发生的可能性增加。ALSPAC 研究小组的重要成员和围产期心理生物学教授薇薇特·格洛弗（Vivette Glover）在提到这一点时表示："要强调的是，这项研究表明，产前焦虑使多动症发生的风险从 1/20 增加到了 1/10，但并不意味着每个焦虑的妈妈都会有一个多动症的孩子。"在最近的一篇综述中，格洛弗博士强调，准妈妈会经常感受情绪波动和焦虑，而这里的结果来源于焦虑水平更高的女性。

需要记住的另一点是，尽管过度的不能缓解的产前焦虑和压力具有不利影响，但并非所有的压力都是消极的。某些类型的压力实际上可能是有益的。根据压力的定义，收到令人兴奋的消息也能是一个有轻微压力的事件。这种事件在正常生活中经常发生。因此，毫不奇怪，某些类型的轻度压力使我们历练和成长。但在撰写本书时，我发现只有一位科普作家最近表示，产前压力可能对胎儿的发育有益。

事实上，经过仔细观察，支持该结论的研究没有像 Avon 研

究中那样的压力。换句话说,研究报告指出,可以带来好处的
压力是一种轻微且持续时间短的压力。例如,珍妮特·迪彼得
罗(Janet DiPietro)博士通常检测对分娩和身体变化的恐惧,发
表了许多针对低风险的健康孕妈的研究。在她的一些研究中
的产前压力是 Avon 研究产前压力类型中相对较轻的。

关于产前压力与行为和发育问题之间关系的结论可能时而
被夸大,时而被低估。当您自己在探究时,请注意规范研究方法
和产前压力测评方法,并注意对孩子影响的测评以及从这些发现
中得出结论,这样就不会困惑于可能出现的前后矛盾的结果了。

如何评分?

阅读了这么多关于哈丽特这样的儿童以及他们参与的 90
年代儿童研究的一些结果,您可能想看到用于测评焦虑和高水
平慢性产前焦虑的相关问卷(恐惧与焦虑 Crown-Crisp 指数,下
表)。您可以花一点时间自己回答这些问题,并将您的分数加
起来。

问　　题	分值		
	0	1	2
1. 您对商店、电梯等封闭空间有无来由的担忧吗?	从不	有时	经常
2. 您恐高吗?	没有	有点	非常
3. 您在人群中感到惊慌吗?	从不	有时	经常
4. 您担心自己会得一些无法治愈的疾病吗?	从不	有时	经常
5. 您不喜欢独自外出吗?	否		是

续表

问 题	分值		
	0	1	2
6. 乘坐巴士或火车时即使不挤,您也会感到不安吗?	不会	有点	肯定会
7. 您觉得在室内更放松吗?	不一定	有时	肯定是
8. 家人晚回家时,您是否过分担心?	不是		是

每个问题的 Crown-Crisp 指数得分为 0,1 或 2,总分可能为 0~16。如果总分超过 8 分,则表示您的焦虑水平很高。您也应该知道,同一个人在本问卷中的得分不可能时高时低。这不是一组在工作变少的情况下答案就会发生很大变化的问题。问卷调查的是长久以来的看法、忧虑和态度,这就是为什么它们被认为是慢性的。

请记住,Crown-Crisp 指数只衡量一种压力,即恐惧焦虑。在接下来的章节中回顾的大多数研究会各测量一种不同的压力,比如与伴侣发生争吵所带来的压力、经济负担以及过度忧虑(第3章中描述的那种忙碌的心灵)。所以 Crown-Crisp 指数得分很低,仍然可能有很大的压力。当您进入第二部分时,您会发现更多关注生活方式和日常问题的问卷,这将有助于您轻松掌握自己的压力水平。

在下一章中,我们将探讨更多可靠的研究来验证高水平产前压力和焦虑的影响。我分享这项研究的目的就是希望对您有所帮助。您对风险因素了解得越多,就会越好地使用第二部分和第三部分提供的资源来保护自己。知识确实就是力量。

现在是放松休息的好时机。

7

与产前压力有关的童年问题

～～

也许我们不能为孩子准备好他们的未来，但我们至少可以使孩子准备好去面对他们的未来。

——富兰克林·D·罗斯福

前一章介绍了一系列关于产前压力的研究，包括妊娠期压力的早期研究，以及世界上最大规模和最长时间的一项关于各种儿童问题的可能因素的研究。孕期高度紧张的母亲与其孩子出现的问题之间的明确关系逐渐浮出水面。

关于产前压力的研究发现并不只有第 6 章所述的一个。国际期刊上已经发表了无数的文章，而美国儿科学会于 2012 年 1 月 1 日发布了一个具有里程碑意义的警示，在题为"儿童早期逆境和毒性压力的终身影响"的报告中，他们得到的大量科学证据表明：不同类型的压力会对儿童发育中的大脑和长期健康留下持久的影响。

美国儿科学会的文件认为，从母亲受孕到孩子童年的这段时间至关重要。在其确定的毒性压力中包括产前压力，而且在早期压力环境下的儿童更有可能学校生活不顺利,脾气暴躁,处理压力的能力很差和容易卷入法律纠纷中。

本章我们将探讨迄今为止关于产前压力的主要发现。描述它们的最简单方法之一是将现在研究的与较高的慢性产前压力水平有关的儿童问题进行分组。已经发现的问题很多,儿童焦虑症、注意力缺陷多动障碍位于名单的前列。从下表可快速查阅这些问题。

与长期高产前压力和焦虑相关的儿童问题

注意缺陷多动障碍(ADD/ADHD)

童年焦虑和抑郁症

自闭症或自闭症谱系中的发育问题

运动发育迟缓,协调性差

早产或低出生体重

学习障碍

应对压力的能力降低(哭泣、突然发怒、僵直、黏人)

低智商(IQ)

低情商(EQ)

未受管理的产前压力增加了罹患上表所述的儿童问题的风险。近年来,不断有证据将胎儿期压力与儿童问题联系起来。这个问题本身并不新鲜,新鲜的是,直到最近,这些问题才与母亲孕期的压力水平联系起来。

研究还表明,产前压力水平越高,儿童问题的风险就越大,如下图所示。请记住,我们谈论的仅仅是**风险的增加**。侥幸的是,产前压力并不一定会导致儿童问题。换句话说,这些问题可能呈现连续的层次,从没有问题到只有小问题、到在长期和高压力条件下发生的严重的发育问题。

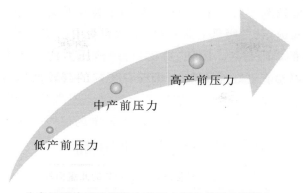

中产前压力

高产前压力

低产前压力

儿童问题的风险随着产前压力程度的增加而增加

注意缺陷多动障碍(ADD/ADHD)

除了 Avon 项目外,还有很多其他研究也发表了孕妇的较高或慢性压力水平与 ADD/ADHD、儿童焦虑以及随着孩子年龄增长出现的其他行为问题等的关系。比利时鲁汶大学心理学系的研究就有其中的一项。鲁汶大学进行的是一项前瞻性研究,正如前面所说,该研究是确定一组目标人群,并追踪他们随时间推移的变化。

该研究的作者发现,在妊娠早期较为焦虑的母亲更可能生出过度活跃、难以管理和焦虑的孩子。这些孩子更容易反应过度并罹患 ADD/ADHD。与妊娠最后两个月母亲的压力和焦虑水平相比,孕初期的高水平压力和焦虑更能预示儿童问题的发生。

在谨慎、科学地控制其他因素后,研究人员证实,母亲孕期的焦虑水平最能预示之后孩子可能出现的问题。除产前压力和焦虑外,其他因素如怀孕期间吸烟、孩子的出生体重、母亲的教育程度以及产后母亲是否焦虑,均不能预示儿童期问题。人们早就知道,孕期吸烟有害健康,吸烟者生下的孩子罹患 ADD/ADHD 的风险增加。因此,更值得注意的是,产前压力比吸烟这样的因素能更好地预测 ADD/ADHD 之类的问题。

儿童焦虑和抑郁症

较高水平的产前压力除使 ADD/ADHD 的可能性增加外,妊娠期高压还与儿童期各种形式的焦虑和功能失调性应激反应有关。据估计,现在有 6%～20% 的儿童和青少年受到焦虑症的影响。许多研究结果证实了产前压力与儿童焦虑之间的关系。例如,研究表明,孕期过度紧张的母亲所生的孩子,比那些孕期没有焦虑和恐惧的母亲所生的孩子更难入睡。孕期高压也可能导致抑郁症及对压力表现出过度反应。他们经常在新的社交场合会感到很有压力。经常哭闹或容易生气,脾气暴躁,上学时不愿与母亲分离以及在新环境下的极度恐惧、羞怯和紧张等都是与母亲孕期的压力和焦虑过多有关的行为。

之前我列举的证据表明,有些原因使儿童焦虑症不断增加,而且儿童的焦虑很难被父母和专业人士察觉治疗。孩子们通常不会用言语表述担心或恐惧,他们通常只会描述诸如胃痛和头痛等身体症状。这些身体症状可能意味着有焦虑之外的其他问题。逃避和对新情况应变困难是儿童焦虑的另一种表现方式。这些表现也可能被误解导致潜在的焦虑没有被发现和处理。

自闭症和自闭症谱系障碍

自闭症（孤独症）的成因正逐渐明晰。我们现在知道，自闭症并非由单一原因造成的，许多因素可能导致一系列被称为自闭症谱系障碍的行为和问题。令人惊讶的是，证据表明母亲的长期高水平压力也是增加宝宝自闭症风险的因素之一。尽管导致这种疾病的许多可能的因素并不容易被找到和控制，但是，女性感受到的产前压力是既可控又可预防的。

一篇总结了 40 多篇知名机构最新文章的综述，将产前压力与儿童自闭症增加的风险联系了起来。这些研究发现，对自闭症具显著影响的重大生活事件包括家庭经济压力、亲人的死亡以及母亲主要社会关系不和谐等。

低智商和学习问题

学习问题和智商（IQ）下降是与高水平产前压力有关的另外两个主要问题，而且对社会来说代价很高，一旦出现也很难解决。最近发表的几项研究表明，高水平的产前压力可以使孩子的智商降低 8～10 分。

智商下降 8 分带来的问题其实很大。这是为什么呢？100 的智商在第 50 百分位上，意味着如果随机选择 100 个孩子，则位于该组中间的孩子将得 100 分。如果该孩子失去 8 分，他的分数降到了 92，则会下降到第 30 百分位或平均范围的底部。他将从同组中的第 50 位下降到第 30 位，或者说下降了 20 个百分点。

对于智力较低的儿童,如智商为 75(在 70～79 范围内,称为边缘线)者可能会有更大的问题。如果这些孩子失去 8 分,他们的分数会变成 67。低于 70 分就属于特别低或智力障碍的范围了。从另一角度来说,8 分可能决定青少年是否获得大学奖学金。所以,智商下降 8 分可能造成显著的差异,导致孩子的智商从平均水平下降到低于平均水平。

高智商当然不是决定孩子未来成功的唯一因素,但会有影响。我们都希望我们的孩子们聪明、快乐、成功,并会尽一切所能帮助他们实现这一目标。那么,在怀孕的时候仔细评估您的压力水平就变得很有意义。

受影响的情商

情绪智力是一个相对较新的概念,可能不像其他儿童问题如 ADD/ADHD 和自闭症等一样广为人知。情绪智力或情商(EQ)是丹尼尔·戈尔曼(Daniel Goleman)1995 年出版的著作《情绪智力:为什么它比智商更重要》中一个著名的术语。情商是指我们很好地处理自己的情绪并与他人相处的能力。戈尔曼提出了"情商"一词,并认为情商对于工作或事业的成功、领导能力以及应对逆境等的能力起决定性作用,比智商或任何其他社会因素的影响更大。

在本书中已经讲过很多次,诸如害怕探索新的环境,难以应对压力较大的情况以及逃避新的或困难的情况等行为,都与母亲长期高水平的产前压力有关。这些都是体现我们情商的行为。在分析后会发现,情商是我们的孩子在产前压力管理不当时失去的主要能力之一。

出生体重过低、早产和婴儿疾病

产前压力过大会对孩子的身体健康产生负面影响,产生某些相关问题,其中最大的三个问题包括出生体重过低、早产和儿童哮喘。当然,出生体重过低与早产密切相关。早产儿出现肺部疾病,发育迟缓,学习障碍甚至婴儿死亡的风险较高。早产是当今的主要问题之一,许多妇产科医生正在努力寻找解决方案。

例如,卡尔文·霍贝尔(Calvin Hobel)博士在他的职业生涯中花了很多时间来收集妊娠压力的影响,并设计了帮助孕妇放松的方法。他是加利福尼亚大学的围产医学专家,妇产科和儿科教授,还是洛杉矶著名的 Cedars-Sinai 医学中心的母婴医学部主任。霍贝尔博士曾服务于许多学会,包括外科医生预防早产委员会,尤其在他的主要研究兴趣——早产预防和孕产妇压力方面。霍贝尔博士和其他致力于减少早产的医生一起,发现孕早期的焦虑和过度压力可能引发了早产。其原因是,当孕妇焦虑时,其神经系统会释放出肾上腺素和去甲肾上腺素,导致血管收缩并减少了子宫的氧气供应。

早产发生的另一个主要原因是孕早期准妈妈压力过大时,胎盘产生过量的促肾上腺皮质激素释放激素(CRH)。CRH 水平在整个孕中和孕末的早期阶段上升,然后在最后 6 周大幅增加。CRH 调节孕期长短和胎儿成熟的时间。妊娠早期女性血液中 CRH 的数量决定了几个月后的分娩时间。

某些研究认为产前压力与婴儿过敏、哮喘或免疫功能降低的较高风险相关联。来自 90 年代儿童研究的母亲和孩子参与了一项附加研究,由布里斯托尔大学的科学家们对超过 5800

个家庭进行了 8 年的监测,他们发现孕期非常紧张的母亲生出的婴儿出现哮喘的风险更大。

产前压力不一定会导致问题

尽管高水平产前压力与童年问题之间确实存在关联,但我仍想再次提醒您,我们只是说出现问题的风险增加。研究还在进行中,我们将在未来的几年了解更多。我们知道,母亲压力对子代动物的大脑有明确的影响。但不太清楚特定产前压力将如何影响人类发育中的大脑。不过现在有足够的证据表明,在可能的情况下应该采取预防措施。减少这些风险所需的措施也很容易。

当然,可能令人困扰的事件和状况经常出现,无论我们做什么都无法完全避免,而且很难判断"正常"的压力是多少。那我们怎么知道自己的压力何时过大呢?

实际上,我们都以不同的方式应对紧张局面,都会经历各种生活问题。许多变量都可能导致我们的压力太大,而当我们的神经系统负担过重时可能会影响我们的孩子在出生前后的情况。事实上,一些年轻女性和她们的宝宝也不会像其他人那样受日常慢性压力的影响。

这提示我们一件非常重要的事情:**外部事件本身并不是问题**。如果这是真的,那么通过孕妇是否正在承重"正常"或"异常"压力来评估宝宝的风险可能不是判断该问题的最佳方式。相反,最好的科学和临床经验告诉我,最重要的因素是这些:

- 您的身体如何对压力源做出反应?
- 您怀孕时的基线压力水平是多少?
- 您能多快地减轻身体上的压力和焦虑的不利影响?

　　换句话说，**我相信准妈妈从压力变化中恢复过来的能力决定了任何神经系统中的压力对她宝宝的影响。**这就是为什么我也相信我们需要并且可以专注于预防，帮助准妈妈们评估她们的压力水平，重新平衡她们的神经系统，这样可以减少她们的宝宝出现问题的可能性。在介绍如何做到这一点之前，下一章还要介绍一件事：对准妈妈们施加太多压力是如何对子宫造成潜在影响的。

　　　　现在是放松休息的好时机。

8

产前压力在子宫内的动态作用

❦

母亲感受到压力时，会产生一些生物学变化……长期处于这种高度紧张环境中的胎儿，出生后可能面临更大的风险……压力相关的疾病。

——帕蒂克·瓦德瓦（医学博士，加利福尼亚大学）

根据迄今我们已获得的证据，很明显研究人员不需再问过多的产前压力是否会给孩子带来影响。目前，研究人员更关注的是为什么会这样以及它们是如何作用的。尽管已知高水平的产前压力与各种儿童问题有关，但我们并不确知问题是如何产生的。我之前提到的由美国国立卫生研究院（NIH）资助的大型后续项目，与 90 年代儿童研究相关，其中一部分也是为了探究这个问题。

科学家们假设产前焦虑影响儿童的作用机制十分复杂，包括许多因素和变量。正如我前面指出的那样，这些因素并非孤立的，而是多个因素同时对发育中的婴儿产生严重的不利影响。

要了解子宫内压力的变化动态,先要明白胎儿及其大脑对其周围环境极其敏感。女性的情绪直接引起激素和神经系统的变化,然后传递到宝宝的大脑。随着婴儿的发育,其大脑实际上会根据当前的情况而改变其组成、结构和功能特性。在本章中将会介绍有关这一主题的有趣研究,这些研究对孕妈具有重要意义。注释提供了研究的一些细节。再次提示,如果不想立即探索研究的细节,您可以晚些时候看注释以阅读更多的内容。

焦虑传递的一种方式

关于孕妈的压力如何影响宝宝的一个著名理论是 HPA 轴失调理论。如果孕妈在孕期经历了很多压力和焦虑,她血液中可能会有高水平的皮质醇,这将会在胎儿体内循环。根据这一理论,胎儿的大脑开始将较高的皮质醇水平视为"正常",然后决定出生后大脑海马体中不需要很多的压力激素受体(海马体是大脑中管理压力反应的部分)。

实际上,婴儿发育中的大脑可能会减少孩子未来应对压力的细胞的数量。第 3 章描述了当我们面临挑战,或当我们思考、推理或解决问题时,皮质醇等压力激素是如何产生的。如果孩子们应付挑战的海马细胞数量在出生时减少了,则以后较难对烦恼出反应,皮质醇会在体内停留更长的时间。如果没有适当数量的受体来帮助身体清除压力激素,那么孩子更有可能经历焦虑和抑郁症。简而言之,**如果怀孕的母亲长期处于压力状态,她的孩子可能会变得很难承受压力**。

大多数关于产前压力如何影响发育中大脑的研究都是在动物实验中完成的,设计针对人类婴儿的研究难度更大。然而,几乎所有在这个主题上发表过文章的科学家们都认为,母体压力可以通过激素影响发育中胎儿的脑部,特别是通过下丘脑、垂体和肾上腺皮质即 HPA 轴之间的相互作用。当我们感受到压力时,HPA 轴会被激活。定期(慢性)的激活最终会导致身体功能失调,或身体正常工作能力的丧失。在孕期经历高压或高度焦虑时,准妈妈的 HPA 失调将使宝宝更加情绪化且不易安抚。换句话说,孕妇将 HPA 失调传递给了她的宝宝。

压力越多,子宫血流量越少,宝宝越小

压力会影响我们体内血液的流动,这也是压力影响宝宝成长的另一种方式。我们每个人都有对压力敏感的身体部位。有些人的胃容易敏感,不能很好地消化食物,因为胃部肌肉的收缩限制了消化过程;有些人会觉得头部紧张,甚至会在紧张时由于血流减少而出现偏头痛。

孕妇有过多问题和忧虑可能会改变她子宫和胎盘的血流。某些研究发现,女性孕期高度焦虑能显著降低子宫动脉的血液流量。导致血流异常的一个可能原因是压力增加了诸如去甲肾上腺素和皮质醇等激素的水平,这些激素可以收缩血管并降低血液流量。

伦敦的夏洛特王后和切尔西医院进行的一项研究调查了这个问题。他们发现那些在压力问卷中得分更高的孕妇"通过子宫动脉的血液流量显著异常"。法国巴黎皇家港口医院的让·皮埃尔·雷利尔(Jean-Pierre Relier)做了另一个有关压力如何影响血液流量的研究。他在 2001 年发表的研究报告中指出,慢性焦虑能导致死产率增加,并与婴儿出生体重下降有关。雷利尔博士认为母亲的压力与子宫动脉血流量减少有关。

　　婴儿出生体重非常重要，因为体型越小的宝宝越可能在以后罹患冠心病、糖尿病和抑郁症等。某些针对低出生体重的研究发现，压力和焦虑对宝宝出生体重的影响程度与母亲吸烟带来的影响相似。

女人的情绪状态会迅速影响宝宝

　　凯瑟琳·蒙克（Catherine Monk）博士充分的前期工作展示了怀孕母亲的情绪状态能多快影响到子宫内的婴儿。蒙克博士的研究采用了巧妙的设计来评估婴儿对母亲压力的反应差异，比较了孕前长期焦虑和抑郁与那些没有长期焦虑、压力或抑郁的孕妇所怀宝宝的反应。蒙克博士测量了婴儿在子宫内的心率，以及在他们的母亲通过简单的心理测试实验性地"加压"后心率恢复的速度。就算是心算之类的简单挑战或需要注意力和思考的任务，都会产生压力激素。

　　蒙克博士发现，与怀孕**之前**没有长期压力的女性的胎儿相比，怀孕前高度焦虑女性的胎儿在母亲完成挑战试验后，需要更长时间才能恢复。蒙克博士得出结论，如果高度焦虑的女性怀孕了，她正在发育的宝宝甚至可能在**出生前**就会出现压力反应。

　　蒙克博士的发现与其他该领域的顶尖学者的一致：在怀孕期间，胎儿受子宫内环境的影响。当子宫环境发生的改变增加了压力激素的水平时，婴儿的大脑发育方式也会随之变化，可能会导致孩子出生后更容易受到压力的伤害。

压力妨碍怀孕

另一方面,压力通过激素影响我们受孕。莎拉·L·贝尔加(Sarah L. Berga)博士致力于研究生育相关主题中争论最激烈的一个:不使用药物帮助怀孕。贝尔加博士是研究慢性焦虑如何抑制女性排卵以及如何使用放松技巧改善的几位医生之一。更确切地说,贝尔加博士正在研究慢性压力是如何改变女性大脑到下丘脑的信号的——即 HPA 轴中的 H。

她的研究表明,从压力开始的级联事件会使导致排卵的关键激素水平下降。她的研究还表明,不排卵的女性的脑液中含有过量的应激激素——皮质醇。贝尔加博士发表的研究报告样本量很小,但研究做得非常仔细。

下一步是什么?

从科学研究和公众意识的角度来看,我们现在才开始了解由未管理的产前压力引起的问题,并将进行更多的研究,来找到这些关键问题的答案:

- 什么样的压力是最具破坏性的?
- 压力多大或持续多久会增加对胎儿造成伤害的风险?
- 持续紧张的环境在什么时候会使婴儿发育中的大脑发生负面变化?
- 孕期需要避免其他压力和挑战的最关键时期是什么?
- 母亲的孕前慢性压力倾向才真的危险吗?

· 哪些可能的放松技巧能有效防止孕妇压力对宝宝产生不良影响？

我可以继续列出未来需要回答的问题。但在这些重要工作继续进行的同时，可以根据已了解到的产前压力知识以及一些简单的解决方案开始采取行动来预防潜在的问题。

在压力过高之前您需要做些什么来降低压力水平呢？我发现，解决这个问题的最佳方法是首先确定压力的个人基准（或起始水平），然后确定多少额外的压力对自己来说太多了并可能有危险，或风险增加。

第二部分将为您解答，我们每个人的答案可能各不相同。您将找到一套简单且好用的评分标准，帮您确定基线压力水平，评估日常烦恼，然后确定自己每天需要的放松量。最后，在第三部分中，您可以选择特定的方法——最适合您个人的节奏、偏好和风格的技巧——帮助您恢复平衡。

现在是放松休息的好时机。

第二部分

解压公式

9

压力缓解方法

➤ ➤

泰迪熊来了，后脑勺在楼梯上，砰砰砰地跟在克里斯托弗·罗宾下楼来了。这是他知道的唯——种下楼方式，但有时他觉得肯定有另一种方式，只要能停下来想一想。

——A·A·米尔恩，《小熊维尼》

很多人都像泰迪熊一样，可能不会注意到自身的压力过大。即使我们注意到了，也可能只会说这是"不顺的一天"，也许会采取一些措施来使自己冷静下来。但总的来说，我们常常继续以同样的方式走下楼梯，即使每一步都碰头。在反应过度之前，我们通常不会意识到自己的压力有多大，因为没有接收到警报。我选择了《小熊维尼》的一段作为本章的引语，不仅因为维尼是我童年的最爱，我们还可以从这个"愚蠢的老熊"身上吸取教训：只要能够停止（压力）一会儿，我们可能会想得更清楚。

当您了解压力相关知识及其作用的时候，就是在忙碌的生活中引入减压系统的最好的时候。在寻找一个好的减压方案

时,请牢记以下几点:

· 我们的身体很容易释放出皮质醇。满满的日程和忙碌的心灵都能导致体内皮质醇增加并长期保持高水平。有些人虽然没有满满的日程安排,但他们忙碌的心灵从未停止过,这也会导致他们的身体和大脑维持高水平的皮质醇。

· 今天的人们发现,压力对他们的影响比过去几年更大。忙碌的心灵和紧凑的日程使人们的生活充满压力。

· 我们知道,准妈妈们体内长期过高的皮质醇水平可能会对发育中的宝宝造成潜在的伤害。

· 尽管我们有许多备选的减压方法,但大多数人并没有积极有效地使用。有些人甚至从来不用,尽管他们知道自己压力过大。

· 减压最有效的方法之一是每天多次休息以暂停心理活动和抑制皮质醇的产生。

所有这些观点都给我们带来了这样一个合乎逻辑的结论:我们需要一个简单而直接可用的减压系统,可以很容易地告诉我们什么时候压力过大并帮我们控制住自己的压力水平。该系统需要足够灵活,才能解决每天不同的压力。

此外,还需要考虑到,我们每个人在孕期开始时的基线压力水平各不相同,取决于我们的身体已经承受了多少生活中的压力。我们中某些人的皮质醇水平已经高到足以让身体改变应对方式,而另一些人则仍然保持正常的身体和神经系统;我们中一些人生活压力过大,而另一些人则没有;我们中的某些人已经学会了调整日常活动,以便在思考和工作中定期休息或放松一下,而另一些人则很难停止担忧、思考或停下来休息。

底线:为保证有效性,减压系统必须考虑所有因素,并且必须成为一个可供使用的系统,而不只是像下班后有空就去上一堂瑜伽课那样。相反,人们需要一个可以整天都能使用的系统。

考虑到所有这些因素，本书开发了一个减压系统，该系统围绕一个简单的公式和积分系统，可以适用于您的个人情况。为了更好地理解这个公式，让我们来仔细研究一下，一个健康的神经系统是如何自动消除压力和皮质醇的影响的，然后看看什么因素会影响到平衡。

正常神经系统像跷跷板一样工作

跷跷板的上下交替可以很好地描述正常神经系统是如何工作的：**上升**象征着进入了积极的工作模式，就像您启动战斗或逃跑模式时那样；**下降**意味着您正在放松，没什么压力。当我们把这个模型套用在神经系统时，**上升**相当于交感神经系统的作用，**下降**相当于副交感神经系统的作用。

我们身体中的自主（自动）神经系统与下丘脑-垂体-肾上腺轴（HPA轴）协同处理压力，产生皮质醇和其他激素，帮助管理日常活动。自主神经系统分为两部分：交感神经系统（压力反应器）和副交感神经系统（压力舒缓器）。它们彼此平衡，就像跷跷板的两边。

当跷跷板对称或平衡时，轻轻推动，两边会上下移动。同样，您可以将处理生活中的压力视作一个维持平衡的行为，目标是保持生活中的跷跷板在一定范围内上下移动，而不会太多或太长时间地失去平衡。

身体的大部分系统都有这种内置的作用与反作用，因为您的身体是平衡状态（稳态），特别是您的神经系统。当意识到警戒的那一刻，大多数人的神经系统会立即开始重新平衡跷跷板。当您忙碌、兴奋或参与任务时，自主神经系统会通过激活交感神经系统进行反应，让您准备好应对活动或挑战。当您的身体处于交感神经系统模式时,不易摔倒和睡着,不易消化食物或清空肠道。这些过程都依赖交感神经系统的正常工作。

工作或危急时刻结束后,跷跷板的另一侧——副交感神经系统——通常会开始降低交感神经系统的作用,降低心率和血压,刺激消化,节约能量等。副交感神经系统的作用是促进睡眠,从焦虑或恐惧中平静下来,以及其他重要的身体功能。副交感神经系统能够消除压力对我们身体和精神的影响。我们甚至可以通过伸展或打哈欠来放松自己。当我们的副交感神经系统无法消除施加在神经系统上的压力时,就会开始出错。

哪儿出问题了:压力引爆点

为了应对平时的事务和忙碌的工作,我们的身体会分泌激素,尤其是皮质醇。当皮质醇积聚并且交感神经系统一次连续工作几小时(而不是一旦危机过去,副交感神经系统就接管,使我们冷静下来),会增加孕期的风险。第 6～8 章的大部分研究都表明,孕妈体内皮质醇**长时间过多**时,对宝宝造成伤害的风险就会增加。神经系统保持在交感神经状态的时间越长,神经系统达到所谓的**压力引爆点**(临界点)的风险就越高。

神经系统是可训练的。持续不断的压力会逐渐训练和调节神经系统,以某种预先学习到的方式来应对类似的情况。比如,如果您的神经系统已经学会了以某种方式应对父母或配偶的争吵,那么它可能会逐渐提高皮质醇产生的速度,并且会更长时间地保持活跃。随着时间的推移,副交感神经系统地位将弱化,交感神经系统开始占据主导地位。这就是压力引爆点。

不应将本书中使用的"压力引爆点"与社会学中引发疾病流行或流行趋势抓住公众注意等概念混为一谈,如马尔科姆·

格德威尔（Malcolm Gladwell）的著作《引爆点：小事情如何产生大变化》中的。也不应与典型一天的正常起伏相混淆。**压力引爆点是您的身体开始对压力产生了永久性改变的时刻。**

这种变化开始是很缓慢的。大多数人在年轻时都有足够强的副交感神经系统，能够在战斗或逃跑模式和放松循环之间快速转换。然而，随着时间的推移以及担忧、思虑和情绪反应的增加，副交感神经系统变得越来越弱。同样，神经系统重新平衡的能力（即保持跷跷板两侧平衡的能力）也可能减弱。当这种情况发生时，人体大部分的时间都处于交感神经系统控制的状态，一天的压力很难减轻。因为神经系统保持警惕状态，随时准备迎接挑战。结果，我们可能变得难以入睡，因为很难放松自己，甚至可能需要在度假很多天之后，才能开始真正享受假期。

压力引爆点不会在一夜之间就出现。副交感神经系统角色弱化是一个渐进的过程，只会发生在多年来一直感觉非常紧张且没有时间来放松减压的那些人身上。虽然平时非常繁忙，但一年中能有年假或几天假期，就足以避免走向压力引爆点。

当交感神经系统长时间支配副交感神经系统（称为交感神经应激状态）时，神经系统的自然平衡会发生永久性的改变。在压力引爆点，身体开始出现大量变化甚至疾病，如胰岛素抵抗与代谢综合征、心脏病、消化问题与肠易激综合征、高血压、失眠、慢性疲劳、经常感冒、肥胖甚至某些癌症。

如果把压力引爆点的概念融入到跷跷板的比喻中，那么画面看起来就会像一个胖子坐在跷跷板的交感神经端，然后停留在空中，努力让副交感神经端降下来。幸运的是，对于大多数生育年龄的年轻人来说，这种极端情况是罕见的。研究表明，如果没有足够强的副交感神经系统来平衡您的神经系统，就会很难怀上孩子。然而，像如今许多人的情况一样，孕妇经常长时间处于交感模式的情况并不罕见。

如果您在孕间有可能达到自己的压力引爆点，那您开始怀孕时的神经系统就可能不在正常状态。有很多原因可能造成这种状态，包括遗传因素、儿童期疾病、母亲的产前焦虑等。如果您处于这种状况或正朝着这个方向而去，请不要失去希望。有方法能够减少您的日常压力，并让那个"胖子"从您的跷跷板上下来：只需有意识地将注意力集中在放松上，特别是当您发现那些影响您神经系统保持平衡的因素时，尤其需要这样。下表列举了其中的几个关键因素。

阻止神经系统恢复平衡的因素

---

1. 一直处于受伤害和愤怒的情绪中

2. 总在思虑

3. 担心很多事情

4. 坚持不间断的工作

5. 感觉没有足够的时间去完成想做的事情

6. 感觉有太多的事情要做

注意您应对压力的方式

正如我在本书中一直强调的那样，尽管您可能还没有达到压力引爆点或者不太焦虑，关注自己应对压力的方式仍然非常重要。无论您现在处于什么样的压力水平，随时注意神经系统——您的跷跷板——是如何发挥作用的，这样您和宝宝都会将更健康。从上表中可以看到，在日益忙碌的生活中，我们很容易陷入压力之中，而自己却没有意识到。瞄一眼表就会注意到，让人们陷入交感紧张的许多因素都是需要用脑或存在于脑子里的想法，也即会造成不良后果的真正压力大部分来自我们的头脑和思维习惯。虽然改变一个人的习惯和性情并不容易，但可以从多注意这些因素是否影响了自己来开始。

如果您意识到自己一直在工作并处于交感（压力反应）模式，比如已经差不多1小时了，那么最好暂停工作并采取自己的首选放松方法来恢复平衡。这需要花几分钟时间做一些呼吸练习、唱歌或者听一些轻松的音乐。第三部分有许多不同的选择让您去探索。关键是要在一天的工作中插入放松和休息。有时候，您只需要简单地将自己从思维模式走出来，去做一些不经过思考就可以做的事情，如浇灌植物、折叠衣服、整理书桌或者去大厅送个文件夹，这些都可以算作休息时间。

现在是放松休息的好时机。

压力解决公式

现在是时候应用学到的所有概念了，这样您可以个性化地使用压力解决公式。请记住，这个公式是一种有效且易于使用的压力管理方法。一旦明白了它的工作原理，就会发现实施起来并不困难。

成功的压力解决公式：

A（基线压力水平）＋B（每日压力）－25＝C（需要放松的积分数）

在跷跷板的类比中，A 和 B 在跷跷板的一端，C 则在另一端。目的是尽量保持平衡，使跷跷板能够顺利地工作。

压力解决公式将帮助您更轻松地管理日常压力，它包含了一个测量棒,像温度计或压力计一样,可以用来确定需要采取一些平衡恢复措施的时间点。您可以完成以下问卷,直接将得分代入到公式的 A 和 B 中。

第一个问卷调查用于测量您的基线压力水平(A),第二个问卷则测量您的日常压力(B)。这些是自测式问卷而不是标准化测量。换句话说,它们没有被大量具有特定压力水平的人校准过。我设计的这些工具,心理学家称之为"表面效度",也就是说,这些项目可检测大多数人都了解的与慢性忧虑和焦虑有关的症状。

压力解决公式的组成部分

A=基线压力水平。 基线压力水平量表(A)通过您是否容易放松,睡得好不好,担心多不多,思维是否活跃以及一些常见的身体特征等来衡量身体已经对压力负荷做出了多少反应。事实上,您的基线压力水平反映了生活中那些经历过的压力是如何影响您的。

B=日常压力。 每日压力工作表是许多压力产生情况的一个简单清单。日常压力分数将随时变化,因为可能一个压力结束时,另一个压力又开始了,或后一个压力重叠到前一个压力之上,也可能几个压力同时发生。由于日常压力的分数每小时或每天都在变化,因此随着一天工作的进行,随时准备一张空白工作表记录下您的压力很重要。您也可以将新的压力解决应用程序(APP)下载到您的智能手机或 iPad 上。

C=需要放松的积分数。 计算自己获得的放松积分数量,可以使您在更加放松的状态下结束一天。简单地将基线压力水平分数(A)加到日常压力分数(B)中,然后减去 25 分即可。

由于我们的生活中都有一些压力——大家都必须思考和做事——因此我将数字 25 作为一个常数，从 $A+B$ 中减去，您就可以获得**特定日子里**自己需要消除的压力积分数量。放松积分工作表(C)列出了可以用来放松身心的各种技巧和练习方法，帮助你赚取放松积分。

影响基线压力水平(A)的六个因素

您的身体就像一本书，其中记录了您一生中迄今为止经受的所有压力。基线压力水平(A)是您的身体在孕前所经历的日常压力或慢性压力的程度。这个分数不太可能发生很大的变化，也不会很快或每天都在变化。有很多变数可以决定您是否处在通往压力引爆点的道路上。以下是需要记住的可以提高（或降低）基准压力水平的六个关键因素。

1. 影响基线压力水平的第一个因素是在经历艰难的一天或陷入紧张时，**身体能否迅速而轻松地重新平衡自己**。换句话说，您的神经系统能否自动或轻松地恢复到平衡、放松及和谐的状态。例如，有个病人告诉我，他与家人一起度假，在第一周结束时，他才刚刚开始感到放松，没那么紧张了。他花了将近 7 天的时间来放松才开始享受他的假期。因此他的放松能力是极度受损的。不幸的是，假期通常只有四五天。他的妻子和孩子一直在享受这次旅行，但他却无法放松。虽然他没在工作，但他不能阻止自己思考他的工作。

2. 第二个关键因素是**您的情绪反应性**。情绪反应性是一个术语，指您对某些事情发生情绪化反应的程度和速度。反应性越高，导火索越短，进入危险区域的时间越短，在紧急情况或挑战结束后很长一段时间内，您的神经系统基本上仍然处于应激模式。我们中有些人仅仅只是排个长队买单就会恼怒,而另一些人即使遇到很多挫折也不生气,还有一些人即使在危机中也可以保持冷静和淡定。当然,一定的情绪反应是必要的。如果您从不情绪化,就意味着您永远都不会生气、激动或快乐。愤怒也可以是有益的,能够表达我们的感受,也非常重要,无论是积极的还是消极的。能成为基线压力水平的问题是,当您生气后仍然无法释放负面情绪,而是继续在脑海中反复思虑,这才会提高您的基线压力水平。

3. 第三个重要因素与**您的生活方式和待办事项清单中存在的平均压力程度有关**。某些人有很长的待办任务清单且从未在一周内完成过,更不用说每天了,他们每天都为不能当天完成所有待办事项而沮丧,总是很忙。而有些人却可以很高兴地"放松"并且不会着急。当然,很多人处于两者之间。有长长的待办清单并不是问题,只要您休息解压了,并且确保自己有些日子里待办的事项不太多,有些日子则根本没有任务。

4. 第四个因素是**您对情绪和身体状态的关注程度**。如果您没有意识到自己的感受,则可能无法有效减压。这种情况发生时,您可能由于没有意识到而长期处于压力状态下,这就是关键:您不会去解决您没意识到的问题。

5. 第五个因素与**孕前的高度紧张或焦虑有关**。大多数人都遇到过一些高度紧张和焦躁的人,他们会一直担心所有记得的事情。而其他人往往事来则处理,事去了无痕。如果神经系统在怀孕时长期处于压力状态,那么您更容易达到并维持高水平的皮质醇,这是您孩子面临的最大风险。女性在怀孕后皮质醇水平升高并在分娩前的最后几个月达到最高点。因此,如果您在孕前就处于相当紧张的状态,或者具有高压力的生活方式,那么定期管理压力就显得尤为重要。

6. 第六个因素是怀孕期间影响您的重大事件和挫折的数量。这些事件通常超出您的掌控。但是,如果您意识到此类事件的潜在影响,并在事件发生时及结束后采取相应措施,则会对您和您的宝宝都有帮助。

可能影响基线压力水平的六个因素

1. 您的身体能否迅速放松并重新平衡自己

2. 您的情绪反应如何

3. 您的生活方式存在何种程度的压力

4. 您是否意识到自己处于压力状态

5. 您怀孕前有多紧张或焦虑

6. 您怀孕期间发生了什么重大事件(如暴风雨、死亡等)

计算您的基线压力水平(A)

后面基线压力水平量表中的问题将通过询问您的行为、感受和思维方式来帮助您计算自己的基线压力水平。当您在考虑每个因素时,请保持开放的态度,不要假设您最终的分数是什么。要对自己诚实——您是唯一一个能看到自己分数的人。

调查问卷由以下五个方面的 25 个项目组成:

1. 抽出时间放松

2. 担心或烦恼的事情

3. 睡眠的数量和质量

4. 心理活动和自我对话

5. 身体压力的迹象

您可以用"从不"(0 分)、"有时"(1 分)或"总是"(2 分)来回答问题。最高分是 50,这是所有 25 个项目中所有"总是"(每项2 分)得分的总和。您将会在第 10 章中学到如何解释得分并应用公式。

A. 基线压力水平量表

说明:评估下面的每个项目,反映您在孕前大部分时间的表现。不要只根据假设的糟糕的或美好的一天来写答案。您的分数应该反映过去几年中压力对你的身体造成的影响。0＝从不,1＝有时,2＝总是。圈出最符合您自身情况的答案。

1. 抽出时间放松	从不	有时	总是
休息或为自己花时间时,会感到内疚	0	1	2
当我决定放松时,需要一定时间才会觉得真正放松了	0	1	2
白天我很少为放松自己而休息	0	1	2
在完成任务前,我讨厌被打断	0	1	2
我觉得时间不够用	0	1	2

总分 1＝＿＿＿＿＿

2. 为事情担忧或烦恼	从不	有时	总是
我倾向于思考可能发生的所有坏事情	0	1	2
很难将忧虑从脑海中清除	0	1	2
我喜欢反复回想让自己不安的事情	0	1	2
我会觉得累得想哭	0	1	2
出错时,我很容易被激怒或情绪化	0	1	2

总分 2＝＿＿＿＿＿

3. 睡眠时间和质量	从不	有时	总是
我每天睡眠少于 8 小时	0	1	2
我晚上睡觉时觉得筋疲力尽	0	1	2
我每晚很难入睡	0	1	2
我醒来后仍然很累	0	1	2
一躺下，我的思绪开始运转、思考、瞎想	0	1	2

总分 3＝＿＿＿＿＿

4. 心理活动和自我对话	从不	有时	总是
我思绪飘忽	0	1	2
当别人在说话时,我在脑海里与自己对话	0	1	2
我的思绪不安地从一个想法转移到另一个想法	0	1	2
我觉得有必要在脑海中思考或创造一些东西	0	1	2
即使问题解决后,我也不能完全放下	0	1	2

总分 4＝＿＿＿＿＿

5. 身体压力的迹象	从不	有时	总是
感到压力时,我经常叹气	0	1	2
当我紧张时,自己会屏住呼吸	0	1	2
我很容易被突然的、意想不到的或大声的噪声吓到	0	1	2
我的身体(眼睛、肩膀、胃等)很紧张	0	1	2
我紧张得咬嘴唇、嚼指甲、或摇晃	0	1	2

总分 5＝＿＿＿＿＿

总基线压力 A ＝总分 1＋总分 2＋总分 3＋总分 4＋总分 5

＝＿＿＿＿＿。

熟悉日常压力的来源

现在您已经了解自己的基线压力水平,下一步就是计算您的日常压力(B)并将该数字加到您的基线压力(A)之上。"日常压力"是您今天所面临的困难和挑战,它们可能有许多不同的来源。有些日常压力烦对您宝宝的影响比其他压力更严重。随着孩子的长大会发现,最可能导致以后的问题的压力来源常常出人意料。有人可能会认为像"9·11"这样的重大灾难、战争甚至父母的死亡将占据榜首。但是,其实最有可能伤害宝宝发育的问题存在于不良的亲密关系和日常生活中那些让您感到不安、担心、愤怒或悲伤的事情里。

这些几乎都是每天发生或者您害怕每天会发生的事情,诸如家庭中的持续冲突和紧张气氛、与伴侣的争吵、重大财务压力、必须完成您不喜欢的工作或与同事有关的问题。这种日常压力来源属于**持续的或经常发生的压力**。持续的压力常常会产生高水平的皮质醇。并且,由于这些困境很难从脑海中摆脱,所以皮质醇水平不易降低。因此,您的亲密关系中存在的问题对婴儿发育中的大脑和内分泌系统的伤害比单一的短期事件更为棘手,因为皮质醇可能会长期保持在过高水平。

面对压力源时,不是每个人的皮质醇都会立即增加。有一张超出预算的账单或与配偶发生争吵并不一定会导致身体产生过量的皮质醇。记住您的神经系统在学习、适应和训练。您对该账单的想法和感受决定了您身体的反应。如果您生气、烦躁并不断思考您应该说的话等,则您的皮质醇水平可能会保持在高水平。

最好的情况是,准妈妈能在伴侣、家人和闺蜜那里得到应对伴随身体、情绪和所有变化带来的压力和焦虑的支持。事实上，您在人际关系中得到的支持越多，妊娠的结果就越好。当缺少这种支持时，准妈妈就需要特别注意解决并减少日常压力。

每天的压力清单还包括偶然出现的情况，例如突然需要支付超大笔的费用，发生车祸，宠物或孩子生病了需要帮助等。

日常压力的另一个来源可能来自您的工作或事业。您可能会在学校学习或想要获得学位的时候怀孕。这肯定会给您的生活增加压力。您可能正在工作，还需要工作而不能辞职，或者您正在职场打拼而不想退出。这些都是日常压力的潜在来源。

导致身体产生过多皮质醇的其他日常压力可能是疼痛或个人健康问题。一些女性怀孕后开始出现背痛或其他不适，并在怀孕后期变得越来越痛苦。在孕末期，许多女性抱怨没有足够的睡眠，并且因为疼痛和不适而不容易放松。某些人可能本来睡眠就不佳，而怀孕更增加了问题的严重程度。

计算您每日的麻烦(B)

考虑上面列出的所有可能的压力来源，以下页中的每日压力工作表(B)将帮助您记录每天的压力，以便能够真实地了解您每天必须处理多少压力。这点之所以如此重要，是因为我们倾向于忽略实际上可能遭受到的压力，削弱了压力的不良影响。

工作表的七种日常压力包括人际压力、时间压力、表现压力、工作压力、压力的心理症状、压力的身体症状以及任何由于恐惧而面临的情绪压力。在此工作表上，根据压力的持续时间来评估每项压力。每日压力工作表包括 27 种可能的压力产生情况,另外还有三个空格供您写下每天可能出现的其他问题。每种情况的最高分值是 5,因此,在最坏的情况下,您当天的分数最高可达 150。当然,一般不太可能出现这种极端情况,但它可以表明您的日常压力水平上升多快。

B. 每日压力工作表

说明:想想今天,是否有什么事情使您心烦意乱或担忧?您是否按照时间表工作?今天是待办事项清单上有很多事情的一天吗?查看下面的列表并根据状况或麻烦的持续时间分配一个值。如果状况或问题持续 1 小时或更少,请将分值定为 1;如果持续 2 或 3 小时,则定为 3;如果情况持续超过 3 小时,则将分值定为 5。如果您没有遇到所列的情况,请将其留空。

分值:小于等于 1 小时＝1 分;2 或 3 小时＝3 分;大于 3 小时＝5 分。

人际压力(打架、分歧、感到不安等)
_____感觉愤怒或沮丧
_____感觉受伤或生气
_____感觉悲伤或想哭
_____感觉被误解或不被赏识

时间上的压力(忙碌、迟到、时间紧急等)
_____起晚了,匆忙赶时间
_____塞车
_____遇到障碍
_____白天没有时间休息放松
_____整天强迫自己赶进度

表现的压力（讲话、论文、演讲、聚会等）

_____ 事前、事中和事后感觉紧张

_____ 事前、事后反复思虑

工作压力（工作过多，不知如何做）

_____ 工作堆积太多

_____ 对老板、同事或工作感到不爽

_____ 感觉赶不上最后期限或今天工作太多

_____ 面临谴责、失业、重大失败的威胁

精神压力

_____ 担心您说了什么或想对某人说什么

_____ 为某事进行自我批评或自我评判

_____ 头脑在活跃地面对挑战，试图解决问题

_____ 担心得不到您真正想要的东西

紧急事物和身体的压力

_____ 发生事故（车祸或其他）

_____ 遇到重大天气问题

_____ 您或您身边的人生病或更坏的情况

_____ 背部、颈部或身体其他部位的疼痛

_____ 睡眠不好，整天都很疲倦

恐惧和威胁

_____ 出现财务问题

_____ 害怕会发生不好的事情

_____ 担心受到伤害或重大损失

其他情况或麻烦

_____

_____

_____

B＝今天的总压力＝ _____

如果将基线压力水平（A）与日常压力计数（B）相加，您的 A＋B 之和有多高？在下一章中，我们将讨论一些例子，进行解释。现在，让我们来完成这个公式。

完成公式：您今天需要多少放松量？

您已经看到了如何在减压公式中得出 A 和 B。为了计算 C（在轻松的状态下结束一天您需要的放松积分数量），将您的基线压力水平分数（A）加到您的日常压力分数（B）中，然后减去 25：$(A+B)-25=C$。（正如我前面提到的那样，该公式会减去 25 分，因为我们所有人都必须处理生活中的一些压力，都必须思考和完成任务。）在本章后的放松积分工作表上面记下您的 C 的数值。

例如，如果您的基线压力水平是 35 分，并且您度过了有适度压力的一天（您在日常压力下获得 16 分），那么 $A(35)+B(16)=51$。51 减去 25，还余 26。在这个例子中，您需要在当天结束之前赚取 26 个放松积分（C）来平衡您的神经系统。

在放松积分工作表中，您将看到本书第三部分"解压资源指南"中提供的解压方法列表。这些方便使用的每一种方法都有相应的分值。分值的确定部分是基于该方法能多迅速和有效地降低皮质醇水平。第三部分对每种方法都有更详细的介绍。

显然，资源指南不可能包含所有解压方法。如果您为了放松而做的事情没有在放松积分工作表中列出，请您尽量准确地判断它们的积分值并将这些积分添加到您的工作表中。请自由调整您认为适合自己的公式和工作表。

在一天结束时计算您的分数

为了了解自己每天在处理压力方面做得如何，请使用放松积分工作表来计算在一天结束时有多少压力尚未缓解（如果有的话）。您将在本章末的工作表下面看到此公式：

$$C-D=\text{当天结束时未处理的压力}$$

简单地计算了您已经完成了的各种放松练习积分。这将得到 D，即您的总放松积分。从 C 中减去 D（当天的压力积分减去需要赚取的积分），您会得到最终的积分。

以下是上面所述的举例：如果您在当天获得 C 的数值是 26，并且完成了 26 分的放松练习，那么您当天的最终压力得分为 0。我们的目标当然是每天以 0 或负数结束，这是最理想的状态，但我们中的许多人无法做到这一点，或只能在一段时间内做到。（对于低、中等基线分数的女性，未缓解压力的剩余数也可能是负数。）

如果您在一天结束时确实留下少量压力积分未能清除，请不要惊慌。第二天，只要可能就尽量放松一下，或者留出一些额外的时间来放松。如果您每天结束时都有高分值的未缓解压力，请考虑对日程进行一些修正。通过定期在日常工作中增加更多的放松休息时间，尽可能降低最终的积分值，可以为您自己和宝宝带来极大的好处。

拿走的部分

接下来的页面是一个可供拿走的部分,您可以用它来制作调查问卷和工作表的副本,以便日常使用。您也可以访问网站www. StressSolutionsForPregnantMoms. com,下载并打印这些问卷和工作表,或者用智能手机下载压力解决应用程序。该公式需要三张工作表:(A)基线压力量表,(B)日常压力工作表,(C)放松积分工作表。其他监测助手可以从网站下载,例如每周和每月的统计表,以便您查看本段时间有多少未减轻的压力以及您是如何管理压力的。当发现新的练习方法和资源时,我将随时更新网页。您还可以找一个博客和互动空间,在那里与他人分享您的想法。

请打开下面解压工作表的页面,您可以复制使用。

A. 基线压力水平量表

说明：评估下面的每个项目，反映您在孕前大部分时间的表现。不要只根据假设的糟糕的或美好的一天来写答案。您的分数应该反映过去几年中您对压力产生的身体反应。0＝从不，1＝有时，2＝总是。圈出最符合您自身情况的答案。

1. 抽出时间放松	从不	有时	总是
休息或为自己花时间时，会感到内疚	0	1	2
当我决定放松时，需要一定时间才会觉得真正放松了	0	1	2
白天我很少为放松自己而休息	0	1	2
在完成任务前，我讨厌被打断	0	1	2
我觉得时间不够用	0	1	2

总分 1＝＿＿＿＿

2. 为事情担忧或烦恼	从不	有时	总是
我倾向于思考可能发生的所有坏事情	0	1	2
我很难将忧虑从脑海中清除	0	1	2
我喜欢反复想到让自己不安的事情	0	1	2
我会觉得累得想哭	0	1	2
出错时，我很容易被激怒或情绪化	0	1	2

总分 2＝＿＿＿＿

3. 睡眠时间和质量	从不	有时	总是
我每天睡眠少于 8 小时	0	1	2
我晚上睡觉时觉得筋疲力尽	0	1	2
我每晚很难入睡	0	1	2
我醒来后仍然很累	0	1	2
一躺下,我的思绪开始运转、思考、瞎想	0	1	2

总分 3＝＿＿＿＿

4. 心理活动和自我对话	从不	有时	总是
我思绪飘忽	0	1	2
当别人在说话时,我在脑海里与自己对话	0	1	2
我的思绪不安地从一个想法转移到另一个想法	0	1	2
我觉得有必要在脑海中思考或创造一些东西	0	1	2
即使问题解决后,我也不能完全放下	0	1	2

总分 4＝＿＿＿＿

5. 身体压力的迹象	从不	有时	总是
感到压力时,我经常叹气	0	1	2
紧张时,我会屏住呼吸	0	1	2
我很容易被突然的、意想不到的或大声的噪声吓到	0	1	2
我的身体(眼睛、肩膀、胃等)很紧张	0	1	2
我紧张得咬嘴唇、嚼指甲、或摇晃	0	1	2

总分 5＝＿＿＿＿

总基线压力 A ＝总分 1＋总分 2＋总分 3＋总分 4＋总分 5
＝＿＿＿＿＿

B. 每日麻烦工作表

说明：想想今天，是否有什么事情使您心烦意乱或担忧？您在按照时间表工作吗？今天是您在待办事项清单上有着太多事情的一天吗？检查下面的列表并根据麻烦或状况的持续时间分配一个值。如果状况或问题持续 1 小时或更少，请将分值定为 1；如果持续 2 或 3 小时，则定为 3；如果情况持续超过 3 小时，则将分值定为 5；如果您没有遇到所列的情况，请将其留空。

分值：小于等于 1 小时＝1 分；2 或 3 小时＝3 分；大于 3 小时＝5。

人际压力（打架、分歧、感到不安等）

＿＿＿＿＿＿＿＿感觉愤怒或沮丧

＿＿＿＿＿＿＿＿感觉受伤或生气

＿＿＿＿＿＿＿＿感觉悲伤或想哭

＿＿＿＿＿＿＿＿感觉被误解或不被赏识

时间上的压力（忙碌、迟到、时间紧急等）

＿＿＿＿＿＿＿＿起晚了，匆忙赶时间

＿＿＿＿＿＿＿＿塞车

＿＿＿＿＿＿＿＿遇到障碍

＿＿＿＿＿＿＿＿白天没有时间休息放松

＿＿＿＿＿＿＿＿整天强迫自己赶进度

表现的压力

（讲话、论文、演讲、聚会）

＿＿＿＿＿＿＿＿事前、事中和事后感觉紧张

＿＿＿＿＿＿＿＿事前、事后反复思虑

工作上的压力（工作过多，不知如何做）

_____ 工作堆积太多

_____ 对老板、同事或工作感到不爽

_____ 感觉赶不上最后期限或今天工作太多

_____ 面临谴责、失业、重大失败的威胁

精神压力

_____ 担心您说了什么或想对某人说什么

_____ 为某事进行自我批评或自我评判

_____ 头脑在活跃地面对挑战，试图解决问题

_____ 担心得不到您真正想要的东西

紧急事务和身体的压力

_____ 发生事故（车祸或其他）

_____ 遇到重大天气问题

_____ 您或您身边的人生病或更坏的情况

_____ 背部、颈部或身体其他部位的疼痛

_____ 睡眠不好，整天都很疲倦

恐惧和威胁

_____ 出现财务问题

_____ 害怕会发生不好的事情

_____ 担心受到伤害或重大损失

其他情况或麻烦

_____

_____

B＝今天的总压力＝ _____

C. 放松的积分工作表

日期: _____

我今天的压力公式:

$(A$ ____ $+B$ ____ $)-25=C$ ____ (需要放松的分数)

呼　　吸	放松分值	积分
缩唇呼吸	+1 分/分钟	_____
腹式呼吸	+1 分/分钟	_____
关注呼吸练习	+1 分/分钟	_____
呼吸设备	+10 分/20 分钟	_____

音　　乐	放松分值	积分
背景音乐	+3 分/30 分钟	_____
放松,一边做别的事	+5 分/30 分钟	_____
放松,聆听,哼唱	+10 分/30 分钟	_____
专为孕妈准备的节目	+15 分/30 分钟	_____
用骨传导耳机听专为孕妈准备的节目	+20 分/30 分钟	_____
Ototoing 声音疗法	+10 分/30 分钟	_____

心　理	放松分值	积分
祈祷	+5 分/10 分钟	_____
肯定	+5 分/10 分钟	_____
给心灵放一个假	+1 分/每次	_____
在安全的地方冥想	+5 分/每次	_____
松弛反应冥想	+10 分/每次	_____
自我反省	+5 分/每次	_____
彩虹光练习	+5 分/每次	_____

身　体	放松分值	积分
产前锻炼	+2 分/10 分钟	_____
产前瑜伽	+3 分/10 分钟	_____
大笑瑜伽	+20 分/10 分钟	_____
孕期的脊椎按摩调整	+10 分/每次调整	_____
享受大自然	+5 分/10 分钟	_____
常规运动	+2 分/10 分钟	_____

生物反馈	放松分值	积分
使用压力消除器	+5 分/10 分钟	_____
使用 emWave 个人压力缓解器	+5 分/10 分钟	_____
使用应力温度计/压力卡/心情卡	+3 分/10 分钟	_____
使用 GSR2 生物反馈松弛系统	+5 分/10 分钟	_____

个人呵护	放松分值	积分
享受一本好书或电影	+2 分/60 分钟	_____
热水浴	+3 分/每次	_____
草药茶放松	+5 分/每次	_____
充电小憩	+10 分/每次	_____
坐下休息	+2 分/20 分钟	_____
睡觉	+1 分/60 分钟	_____
准妈妈专属按摩	+5 分/30 分钟	_____

其他喜欢的放松方式	放松分值	积分
	+5 分/30 分钟	_____
	+5 分/30 分钟	_____
	+5 分/30 分钟	_____

D＝赚取的总放松分数＝_____

C____（需要缓解的压力分数）－D____（赚取的总放松分数）

＝____（今天尚未缓解的压力分数）

10

应用解压公式

～～

> 休息一下吧,休养好的土地收获更丰厚。
>
> ——奥维

每个女人都是独特的,都是在不同的条件下受孕的。如果您是基线压力水平较低的人,那么您可能会更好地处理偶发的高压事件,而不必担心潜在的长期后果。然而,某些年轻女性怀孕时的基线压力很高。

此外,一些女性(以及男性)或是对压力天生具有快速而强烈的反应,或者由于他们生活中的某些事件导致了这样的反应。这意味着他们会很快产生大量的皮质醇,因此必须特别注意平衡压力水平。您的基线压力越高或者您生活方式的压力越大,使用解压公式就越重要。在本章中,您将了解不同的基线压力(A)的含义以及如何使用解压公式和其积分系统来获得最佳结果。根据症状的水平,我给出了轻度、中度或高度基线压力的判断标准。

提醒一下,下面是解压公式:A(基线压力水平)+B(每日总压力）$-25=C$（您在每天结束时重新平衡神经系统所需要的放松积分）。如果您成功赚取了每天需要的所有放松积分 C，那么在一天结束时剩余的未缓解压力应该是 0。首先，让我们关注如何解释您的分数 A。

如果您的基线压力低于 10（轻度压力）

大多数处于生育年龄的年轻女性在生活中并没有很大的压力。如果您的基线压力数（A）在量表中低于 10，那么在孕期您也不太需要每天仔细核算日常压力（B）。那些基线压力较低的人可能会发现，您每天需要的放松积分（C）常常是一个负数。

然而，这并不意味着您可以忽视压力和皮质醇，以及它们对您腹中正在发育孩子的潜在影响。如果您属于轻度压力类别，我建议您每周检查一两次压力水平，尤其在特别辛苦的日子里。您要做的是完成每日压力工作表（B），然后将您的分数带入公式（$A+B$）$-25=C$ 中。

如果您的 C 分数超过 0 或者如果某一天您确实觉得有压力，那么在第三部分中选择解压资源指南中吸引您的练习来减少您的压力，使得分降到 0。因为研究表明，妊娠末三个月是保持皮质醇水平低下的一个特别重要时期，即使您的基线压力低于 10，仍建议您在那段时间采取一些减压措施。在您怀孕的最后三个月进行更多规划好的（减压）项目就如同购买了额外的保险。

还有一件要注意的事情是，您可能会发现自己的分数低于实际感受。如果您在基线压力水平量表（A）中得分低于 10 分，但是您的个人感觉是自己比分数反映的更焦虑或者紧张，那么一定要听从自己的直觉，并花更多时间来降低压力水平。

如果您的基线压力是 10~20(中度压力)

不幸的是,并非每个人的基线压力都很低。许多女性在怀孕期间不得不继续工作,或者继续上学,因为她们的职业规划需要这样做。只要您记住平衡是关键就好,有备则无患。如果您需要继续工作或快节奏地生活,请使用工作表来衡量您的压力,并采用简便的方法将您的每日最终得分降到接近 0 分。

如果您的基线压力在 10~20 之间,使用每日压力工作表(B)来衡量自己的压力将对您有很多好处。您可以复印该工作表或到本书的网站打印出每天所需的表格。每天使用这张工作表,您自然会认识到自己需要在什么时候处理压力。通过练习,您会养成感到压力时立即使用资源指南的健康习惯,因此在一天结束时就会累积一些减压积分。熟练掌握了这一点后,还要注意很重要的一点是,在怀孕的最后三个月要坚持使用每日压力工作表,并诚实地面对自己的状况。您可能会在孕末期发现这个过程已经成为您的习惯,您的整体基线压力实际上已经改善了。

如果您的基线压力是 20~25(高度压力)

如果您的基线水平处于较高的范围内,该怎么办? 如果自己的基线水平高达 25~30,那么最好采取一个谨慎的解压方案。这里需注意,如果您处于这种高基线水平,那么即使是日常问题也可能在你没有意识到的时候增加宝宝的风险。

我们中的某些人通常在孕前就高度紧张和焦虑。我们知道,这样的孕妈在孕期也更容易受到压力的影响。想知道蒙克博士在第 8 章中的研究结果吗? 孕前长期处于压力、焦虑或抑郁状态的母亲比孕前没有压力的母亲更易生出有较多问题的孩子。

然而,不要为处于高基线压力而担心。基线压力水平量表(A)可以告诉您如果在孕前处于高压力水平,那您只需要更多地关注自己的日常压力水平,并养成减压的健康习惯。

与其习惯"比大多数女性更忙"的状态,不如采用适合您的减压方案,这对您和孩子都更好。您可以选择在第三部分中推荐的一个或多个放松方法,或者将朋友或专业保健人员的帮助添加到您的日程中。使用每日压力工作表(B)的复印件或去网站打印出每天使用的副本。每天自我反省,从资源指南中挑选出一两个方法,在注意到自己思绪万千或感受到某些压力引发的身体症状时使用这些方法。请记住,使用这些方法还可以帮助您开发怀孕后改善生活质量的技能。

如果无法避免高压的一天,该怎么办?

有些工作日似乎注定很艰难。甚至在这之前,我们已经知道那将是高压的一天,因为当天的活动已经事先安排好了。同样,我们知道,跑腿或处理艰难的事情需要更多的能量。如果您无法避免高压的一天,请不要担心。在大多数的情况下,您的身体会进行调整并帮助您减少过量的皮质醇。如果情况并非如此,您可以从资源指南中寻求帮助。

当您知道这将是艰难的日子时,只需提前计划好每次5~10分钟休息一会。最起码,您可以到洗手间去休息一下。没有人能阻止您抽出几分钟的时间去洗手间,哪怕在公共洗手间里,也可以待5~10分钟,静静地坐着或站着,哼着您最喜欢的歌,做呼吸练习或做一些想象练习(例如第三部分中的彩虹光练习)。关键是在短暂的休息时间里将注意力集中在自己最喜欢的歌曲上,或者有一个平静的心态和更加放松的状态。

我在新奥尔 VA 医学中心实习时,每天压力都很大。在那一年中,我花费了一些时间来做彩虹光练习。在 VA 医学中心进行心理咨询要去不同楼层,这需要花费大量的时间在电梯里,这些电梯的速度非常慢。所以每当按下电梯按钮时,我就开始进行彩虹光练习。我睁着眼睛凝视着前方或下方,电梯里的其他人都很忙,通常没有心情聊天,所以也不会有人注意我。很快我就意识到了这个练习带来的好处——无法在进行这一练习的同时考虑或担心其他事情。该练习终止了令人担忧和沉迷的事情。

如果您无法将思想转移到一天的高压之外,那就做好下一件事:为自己计划一个漫长而轻松的夜晚。例如,夜晚您可以聆听平静的音乐,翘起您的腿和脚,或者到家就小憩一下。

中度至高度压力妊娠的例子

您已经回顾了解压公式和一些关于产前压力的研究,并且更好地理解了压力对未出生孩子的潜在影响,现在让我们仔细研究一个具有中度到高度基线压力者的例子。在讲完詹妮丝的故事后,我会在三张工作表上填写她的答案,您便能够看到詹妮丝可以做些什么来减压。她的故事将帮助您理解如何使用解压公式以及识别产前压力过大的警示信号——我们都可以从中学习的闪光点。

詹妮丝是一个典型的头脑活跃或忙碌的人。她总是自言自语。换句话说,她的大脑一直都在忙碌着。我发现,我们中的许多人都有这种倾向,而自己并没有意识到这一点。以下这个问题或许会使您认识到自己过于活跃的头脑:当您说话或思考时您会听到自己的声音吗? 当别人在跟您说话的时候,您是否在脑海中和自己对话？或者您是否反复思考让您不安的事情？如果您有这些情况中的任何一种，并且因担心这个或操心那个而在头脑中一直对话或思考，那么您可能比别人有更多的皮质醇。

詹妮丝的特质和妊娠

詹妮丝现年 29 岁，正怀着她的第一个孩子。她和丈夫已经结婚八年了，并且过去的四年中一直尝试怀孕。两年前詹妮丝咨询过的一个医生说，她怀孕很难的原因之一是生活压力太大并且很焦虑。詹妮丝并不完全相信这一点，"确实，我很难放松"，她自言自语道，"但每个人不都是这样吗？"

现在她已经怀孕了，不再想这件事。怀孕让她非常兴奋和开心。她现在怀孕四个月，自己感觉很好。妇产科医生正在监测她的体重，詹妮丝也开始注意到她身体里每天发生的小变化。她只希望在一天结束时不必加班并感到太累，或者不必顾虑她的老板。

在每天早上开车上班的时候，詹妮丝经常看表。在州际公路车辆只能缓慢地移动，让她担心会迟到。她的老板也总是盯着时间，自打怀孕以后，她已经迟到多次了。她的老板知道，宝宝出生后，她有权享受产假。但是只要她一提到此事，他就会不置可否地嘟囔。詹妮丝觉得老板是因为她怀孕了而生气；但由于他不愿谈论此事，她觉得自己所能做的就是慢慢消化。她知道自己不应该如此介怀，但这让她感到不安。

随着夜晚的来临，詹妮丝仍然很紧张。她一直很难放松，一天结束时头脑仍在忙碌。她的头脑经常需要 1 小时或更长的时间才能停止工作，实际上到那时她已经昏昏欲睡了。她希望像她的丈夫那样，一躺下来，头一碰枕头就能睡着。而她晚上却睡不着觉，整晚都在回想这一天的事情——她的老板有没有对她说话,怎么看着她,当她碰倒咖啡壶时他脸上的表情。她担心如果产假过长或因为宝宝有事而不能工作时,老板可能会招人接替她。

在结婚之前,詹妮丝因为对老板神经紧张而看过医生,医生告诉她需要学习如何冷静下来,使头脑变得更加安静。医生说她有轻微的焦虑问题并提供了一些放松方法,她答应坚持做一段时间并且还承诺进行常规运动。在锻炼和做放松练习时,她确实感觉更好,但是,尽管她有着很好的计划,却总是因为太忙了而无法坚持,最终在日常工作中放弃了这两项活动。怀孕后的兴奋也使她忘记了这些。

到了预产期,詹妮丝的分娩时间与其他初产妇类似。婴儿的 Apgar 评分也正常(Agpar 评分是医生在宝宝出生后一分钟和五分钟进行的一种评估,快速提供新生儿的健康和神经完整性的指数)。詹妮丝和宝宝在正常时间内从医院回家,一切似乎都很好。

詹妮丝的宝贝

詹妮丝和丈夫以爷爷的名字查尔斯(Charles)给他们的宝宝命名。查理(Charlie)很可爱,但十分焦躁,不易入睡,辗转几小时才能睡一小会儿。虽然父亲很爱查理,但他也不喜欢留下来独自照顾儿子,因为他害怕如果小宝贝哭了,他没有办法安抚。这给詹妮丝带来了更多的压力,她本期望可以给自己一些休息时间的。

当查理快一岁时就开始自己走路了,他的父母和祖父母都为他感到自豪。他也开始表现出交流和早期语言的迹象。尽管查理现在非常活跃,可以独自一人到处走动了,但他仍然是一个睡眠不良的孩子。事实上,您完全无法让他离开您的视线,因为他容易卷入任何事情,而一旦被激惹,就很难安抚下来。

詹妮丝的母亲是一名三年级的老师,在查理 18 个月大的时候,她已经提醒詹妮斯,查理过于活跃了可能会有问题——可能有多动症(ADHD)。在两岁半的时候,查理依然非常活跃和躁动,仍然有睡眠问题。他最终被诊断患有儿童多动症。

测量詹妮丝的基线压力水平

为了让您了解詹妮丝在基线压力水平量表(A)上的得分,我在下面完成了反映她特征的问题。您需要注意的是,在进行这些测试时肯定会有人隐瞒某些问题,因为我们中的很多人不喜欢承认自己的缺点,并倾向于低估或忽略自己的缺陷。

A. 基线压力水平量表

说明:评估下面的每个项目,反映您在孕前大部分时间里的表现。不要只根据假设的糟糕的或美好的一天来写答案。您的分数应该反映过去几年中您对压力产生的身体反应。0=从不,1=有时,2=总是。圈出最符合您自身情况的答案。

1. 抽出时间放松	从不	有时	总是
休息或为自己花时间时,会感到内疚	0	**(1)**	2
当我决定放松时,需要一定时间才会觉得真正放松了	0	1	**(2)**
白天我很少为放松自己而休息	0	1	**(2)**
在完成任务前,我讨厌被打断	**(0)**	1	2
我觉得时间不够用	0	**(1)**	2

总分 1= **6**

2. 为事情担忧或烦恼	从不	有时	总是
我倾向于思考可能发生的所有坏事情	0	(1)	2
我很难将忧虑从脑海中清除	0	1	(2)
我喜欢反复想到让我不安的事情	0	1	(2)
我会觉得累得想哭	(0)	1	2
出错时，我很容易被激怒或情绪化	0	(1)	2

总分 2＝ __6__

3. 睡眠时间和质量	从不	有时	总是
我每天睡眠少于 8 小时	0	(1)	2
我晚上睡得筋疲力尽	(0)	1	2
我每晚很难入睡	0	1	(2)
我醒来后仍然很累	(0)	1	2
一躺下，我的思绪开始运转、思考、瞎想	0	1	(2)

总分 3＝ __5__

4. 心理活动和自我对话	从不	有时	总是
我思绪飘忽	(1)	1	2
当别人在说话时，我在脑海里与自己对话	0	(1)	2
我的思绪不安地从一个想法转移到另一个想法	0	1	(2)
我觉得有必要在脑海中思考或创造一些东西	(0)	1	2
即使问题解决后，我也不能完全放下	0	1	(2)

总分 4＝ __5__

5. 身体压力的迹象	从不	有时	总是
感到压力时,我经常叹气	**(0)**	1	2
紧张时,我会屏住呼吸	**(0)**	1	2
我很容易被突然的、意想不到的或大声的噪声吓到	**(0)**	1	2
我的身体(眼睛、肩膀、胃等)很紧张	**(0)**	1	2
我紧张得咬嘴唇、咬指甲或摇晃	**(0)**	1	2

总分 5 ＝ ___0___

基线压力总分 A ＝总分 1＋总分 2＋总分 3＋总分 4＋总分 5

＝6＋6＋5＋5＋0＝22

从詹妮丝的基线压力水平表格中可以看出,她的基线压力得分是 22,处在比较高的范围内。记住,在您怀孕期间,基线分数不会改变。它代表了您的历史,反映了您的身体需要很长时间才会发生的慢性变化,以及您抗拒变化的习惯性思维方式。

下面简要回顾一下詹妮丝故事中的要点,来看看她的压力症状以及为什么得分如此之高:詹妮丝经常看表,为早高峰着急,**经常担心老板因为她的再次迟到而生气**。迟到的可能性引发了一系列对怀孕和老板的负面想法。

詹妮丝没法轻易从事情中走出,总是在忧虑或担心一些事。尽管她没有从过度忧虑中获得什么,反而因为这种过度担心而失去很多,但她无法阻止自己胡思乱想。她不知道如果这种状态再不缓解的话,将会使她体内皮质醇积聚,从而可能影响孩子的注意力或处理压力的能力。詹妮丝没有意识到**别人与她交谈时,她却在脑海中与自己对话**,并且她很可能**反复思虑让她不安的事情**。詹妮丝也没有意识到,这种心理习惯可能是她**难以入睡**的根源。

我们的心理习惯——让我们的头脑怎么做——是问题的

核心。事实上，压力和皮质醇产生的一个主要原因，非常简单，就是头脑一直思考。实际上，身体很容易产生皮质醇。这就是为什么在研究压力的效果时，为了给实验对象加压，只要让他们写出一个五分钟的讲话或者倒数 3 个数。思考、担忧、心理活动——这些都是使皮质醇升高并保持高水平的关键因素。

和我们中的很多人一样，即使被医生告知紧张可能会妨碍怀孕，詹妮丝也**不觉得自己有超过正常范围的压力**。詹妮丝觉得其他人和她一样有压力，她认为自己和他们一样，完全正常。大多数生活忙碌的年轻女性，特别是那些职业人士，并没有意识到自己承受的压力超过正常范围。要明确的是，有些女性能够很好地应对超级繁忙的生活方式。一旦压力的诱因消失，她们的身体会自然地降低皮质醇水平。她们也能够轻易地放松，因为交感和副交感神经系统处于良好的平衡状态。但对于詹妮丝这样的人来说，达不到这样的境界。

现在我们有了詹妮丝的基准分数（A）——22，让我们看看她在下面每日压力工作表（B）上的得分。当准妈妈的基准分数高达 22 时，在一天中关注她的压力水平就变得很重要。

B. 每日压力工作表

说明：想想今天，是否有什么事情使您心烦意乱或担忧？您在按照时间表工作吗？今天待办事项清单上有太多的事情？查看下面的列表并根据麻烦或问题的持续时间分配一个值。如果麻烦或问题持续 1 小时或更少，请将分值定为 1；如果持续 2 或 3 小时，则给定为 3；如果情况持续超过 3 小时，则将其分值定为 5。如果您没有遇到所列的情况，请留空。

分值：小于等于 1 小时＝1 分；2 或 3 小时＝3 分；大于 3 小时＝5 分。

人际压力（打架、分歧、感到不安等）

　3　感觉愤怒或沮丧

＿＿＿感觉受伤或生气

＿＿＿感觉悲伤或想哭

＿＿＿感觉被误解或不被赏识

时间上的压力（忙碌、迟到、时间紧急等）

　3　起晚了，觉得匆忙

　3　塞车

＿＿＿遇到障碍

＿＿＿白天没有时间休息放松

＿＿＿整天强迫自己赶进度

表现压力（讲话、论文、演讲、聚会等）

＿＿＿事前、事中和事后感觉紧张

　5　事前、事后反复思虑

工作上的压力（工作过多，不知如何做）

＿＿＿工作堆积太多

＿＿＿对老板、同事或工作感到不爽

＿＿＿感觉赶不上最后期限或今天工作太多

　3　面临谴责、失业、重大失败的威胁

精神压力

＿＿＿担心您说了什么或想对某人说什么

＿＿＿为某事进行自我批评或自我评判

　5　头脑在活跃地面临挑战，试图解决问题

＿＿＿担心得不到您真正想要的东西

紧急事务和身体的压力

_____ 发生事故（车祸或其他）

_____ 遇到重大天气问题

_____ 您或您身边的人生病或更坏的情况

_____ 背部，颈部或身体其他部位的疼痛

_____ 睡眠不好，整天都很疲倦

恐惧和威胁

_____ 出现财务问题

_____ 害怕会发生不好的事情

_____ 担心受到伤害或重大损失

其他情况或麻烦

_____

_____

$$B = 今天的总压力 = \underline{\quad 22 \quad}$$

理清詹妮丝的日常压力

基于一个常规的工作日，詹妮丝在每日压力工作表上的分数为每日基线压力 22 分加上每日压力 B 22 分（$A + B = 22 + 22$），共得到 44 分。完成解压公式 $(A + B) - 25 = C$，我们可以看到詹妮丝需要多少放松积分，将她的 $A + B$ 的总数 44，减去 25 的正常压力容差，就得到她的 C 为 19。

如果不采取措施减少这个数字，那么在一天结束时，詹妮丝将会感受到压力。她知道自己的性格特征：直到最终入睡前，她都会继续努力解决问题，所以，詹妮丝最好在一天中寻找方法来减轻压力，阻止皮质醇的产生和保持高水平。

詹妮丝如何减轻压力——做得够不够？

在我们例子中，假设詹妮丝尚未阅读本书，并且不知道产前压力和皮质醇的危害。尽管她不自觉地做了一些有助于自己放松的事情，但并没有在一天中或一天结束时采取任何特别的措施来放松。让我们看看她从无意识的努力中获得了多少放松积分。

我们将使用第9章末尾介绍的放松积分工作表。正如我们所看到的，詹妮丝的高基线压力，加上她一天的经历、思考问题的方式和放不下烦人的事情，使她公式中的 C 达到了 19 分。换句话说，她需要 19 个放松积分来消除一天中累积的过度压力。如果詹妮丝获得了 19 个放松积分，这一天结束时，她的压力积分就为 0，她的神经系统将处于更平衡的状态。

现在看看在接下来几页中詹妮丝完成的放松积分工作表。您会发现，如果不采取任何特殊措施，她可以获得 12 个放松积分。她在准备晚餐的半小时里同时听音乐，获得 3 分；在晚餐后观看了一个半小时的精彩电影，每半小时得 1 分。最后，她睡了 6 小时，虽然不理想，但仍得了 6 分。没有太多的努力，她就从 19 分中减去了 12 分。

尽管这些事情确实有助于降低她的压力水平，詹妮丝在一天结束时也更放松，但如果她使用解压公式来计算实际需要的放松积分，则可以消除掉更多的压力。关键是，这一天结束时詹妮丝还需要 7 个放松积分使她的神经系统更加平衡。事实上，像詹妮丝这样的人，如果不是刻意减压，那么她将日复一日地保持高皮质醇水平，高压力水平会使她未出生的孩子面临更大的风险。在我们的例子中，剩下的 7 分也不是大麻烦，这只是随着时间的推移而积累的压力。

C. 放松积分工作表

日期：2012－9－28

我今天的压力公式：

（A ___22___ ＋B ___22___ ）－25＝C ___19___ （需要放松的分数）

呼 吸	放松分值	放松积分
缩唇呼吸	＋1 分/分钟	
腹式呼吸	＋1 分/分钟	
关注呼吸练习	＋1 分/分钟	
呼吸设备	＋10 分/20 分钟	

音 乐	放松分值	放松积分
背景音乐	＋3 分/30 分钟	3
放松，一边做别的事	＋5 分/30 分钟	
放松，聆听，哼唱	＋10 分/30 分钟	
专为孕妈准备的节目	＋15 分/30 分钟	
用骨传导聆听专为孕妈准备的节目	＋20 分/30 分钟	
Ototoing 声音疗法	＋10 分/30 分钟	

精　　神	放松分值	放松积分
祈祷	+5 分/10 分钟	
肯定	+5 分/10 分钟	
给心灵放一个假	+1 分/每次	
在安全的地方冥想	+5 分/每次	
松弛反馈冥想	+10 分/每次	
自我反省	+5 分/每次	
彩虹光练习	+5 分/每次	

身　　体	放松分值	放松积分
产前锻炼	+2 分/10 分钟	
产前瑜伽	+3 分/10 分钟	
大笑瑜伽	+20 分/10 分钟	
孕期的脊椎按摩调整	+10 分/每次调整	
享受大自然	+5 分/10 分钟	
常规运动	+2 分/10 分钟	

生物反馈	放松分值	放松积分
使用压力消除器	+5 分/10 分钟	
使用 emWave 个人压力缓解器	+5 分/10 分钟	
使用应力温度计/压力卡/心情卡	+3 分/10 分钟	
使用 GSR2 生物反馈松弛系统	+5 分/10 分钟	

个人呵护	放松分值	放松积分
蜷缩在好书或电影里	+2分/60分钟	3
热水浴	+3分/每次	
草药茶放松	+5分/每次	
充电小憩	+10分/每次	
坐下休息	+2分/20分钟	6
睡觉	+1分/60分钟	
准妈妈专属按摩	+5分/30分钟	

其他喜欢的放松方式	放松分值	放松积分
	+5分/30分钟	
	+5分/30分钟	
	+5分/30分钟	

D＝赚取的总放松分数＝ 12

C 19（需要缓解的压力分数）**－D 12**（赚取的总放松分数）

＝ 7 （今天尚未缓解的压力分数）

詹妮丝的解压措施

如果詹妮丝使用了日常压力的快速检查表,她可能已经意识到自身的压力正在累积并在一天中采取相应的措施。为了进一步减少每天结束时的压力得分,詹妮丝可以使用本书第三部分描述的减压方法。例如,她可以喝一杯茶,得5分;做5分钟的小小呼吸练习(得5分),或完成彩虹光练习(5分)来中止躺下时脑海里的思绪,去除最后的额外压力可能会帮助她获得更好的睡眠。

由于她拥有一个积极而忧虑的头脑，使用迅速降低皮质醇水平和平静心智的方法将获益最多。第三部分提供的大部分音乐方法都具有独特的降低皮质醇水平的作用，并可以很快停止头脑里的思绪。从这个例子中您可以看到解压公式和解压资源指南是多么有用，并且能多么容易地融入您的生活。

如果詹妮丝在孕期对日常压力给予更多的关注，那么查理可能会不那么焦躁，更易入睡，并不太易患有多动症吗？我们无法确切知道，因为有太多的变数在其中起作用。然而我们知道，从迄今为止的研究中，许多常见的儿童行为问题、情绪问题、焦虑症和发育迟缓等至少有一部分与母亲在孕期未解决的焦虑和压力有关。

这意味着查理出现某些问题的概率（或风险）可能会随着詹妮丝压力水平的增加而增加。即使詹妮丝小心地努力减轻她的压力水平，她也可能会生下患有 ADHD 的孩子。不过，我相信减压是迄今为止我们所知道的降低儿童发生这些严重问题风险的最好方法。换句话说，准妈妈们为了减少压力而做出一些改变，就可以增加孩子发挥真正潜能的机会。

关于使用本公式和积分系统的最终思考

通过使用压力解决公式的测量工具及简单的积分系统，您可以推测是否需要以及何时需要降低皮质醇水平。当您考虑在自己的生活中应用这个公式时，请记住以下事项：

在用脑（提高皮质醇）和不用脑（降低皮质醇）之间保持良好平衡似乎是管理产前压力的关键。多次休息也是非常重要的。但是，必须注意其中潜在的陷阱：您暂停了正在做的事情去休息，但却仍然在思考、担心或以其他方式保持精神的活跃，那么这种休息并不会降低您的皮质醇。

当我在编写本书时,离开计算机休息并不意味着我自动地停止了我的思维过程。事实上,当我散步或准备晚餐时,我的精神活动有时会持续下去或变得更加活跃。我们中的某些人很难停止思维活动,特别是在试图解决问题或担心某事时。然而,我所知道的事实是,我们可能永远不会为自己但却会为所爱的人完成非常艰难的事情。怀着孩子并知道我们对孩子的未来可能产生的影响,可以给我们更多的激励,让我们能坚持减压的健康习惯,即使需要一点努力。

在本书下一部分——解压资源指南中,您将了解许多有助于减轻压力的各种有效方法。在此之前,让我们特别探讨一下可以帮助每个人管理压力和焦虑的强大工具:声音和音乐。

11

声音和音乐的放松力量

　　声音无处不在——它与我们呼吸的空气和吃的食物一样，是我们生活的一部分。但直到现在，我们还没有合理判断声音的健康价值。

　　　　　　　——唐·坎贝尔和亚历克斯·杜曼，《以音速愈合》

　　音乐在世界文化中发挥了重要的作用。常识告诉我们，无论是在生理上还是在心理上，音乐都对人类产生了深远的影响。然而，在 20 世纪后半叶，音乐才开始吸引科学家们的关注。实际上，在健康相关方面有意识地使用声音和音乐是一个新兴领域，有庞大的专业团队在合作发展，包括专业医疗人员、音乐治疗师、音乐家、心理学家、言语治疗师、教育工作者、听力治疗师、助产士和其他康复科学人员等。

　　这些不同的专业人士正在进行合作研究，探索有意识地使用音乐和声音来放松和促进健康。有意识与无意识使用音乐的区别在于，您是没有注意到背景音乐，还是为了放松和减少皮质醇而**有意识**地坐下来主动聆听音乐。例如，音乐已在医院和手术室中使用音乐以促进康复,也正在进入产房以及世界各地孕妇的日常生活中。

除了科学上关注音乐带来的好处之外,人们越来越热衷于关于音乐的自学书籍,如唐·坎贝尔的畅销书《莫扎特效应》,与亚历克斯·杜曼合著的新书《以音速愈合》(Healing at the Speed of Sound)以及神经病学家奥利·弗萨克斯(Oliver Sacks)的《恋音乐》(Musicophilia)。由于这些畅销书的出现,越来越多的人愿意接受音乐积极健康的作用,音乐注定要在未来的医学和教育中发挥更大的作用。

我们也看到相关玩具、游戏和手工制作的产品充斥于市,并吹嘘能促进大脑的生长,使婴儿更聪明,甚至能提高生育能力。但能证明这些产品有效的证据很少。另一方面,揭穿新产品的网站和文章也充斥着错误信息和偏差。虽然消费者也有侥幸的想法,但我们决不能对此掉以轻心。

越来越多的优秀音乐节目和 CD 实际上可以帮助我们放松,减少皮质醇。实际上,正如我很快就会谈到的那样,为了有效地减少皮质醇,您并不需要太努力,而只需专注于听到的音乐。在第三部分"解压资源指南"中,我列出了很多参考资料和网站地址,可提供有益的声音和音乐资源,有些是孕妇专用的。

其中有一个由门罗研究所创建的节目,是 Hemi-Sync(双脑同步共振)系列音乐的一部分,名为"开放之路"。开放之路是一个与怀孕和分娩有关的具有冥想和放松信息的节目。另一个很好的音乐资源是优秀的托马提斯孕妇专用节目。托马提斯为孕妈制定的节目现在打包成了可以带共享的格式。其他在法国著名医师阿尔弗雷德·托马提斯(Alfred Tomatis)博士的基础上开发的音乐类节目包括柯克·汤普森(Kirk Thompson)和比莉·汤普森(Billie Thompson)博士的 EnListen (Sound Listening Corporation),保罗·马多勒(Paul Madaule)的 Listening Fitness 与 LiFT,以及亚历克斯·杜曼(Alex

Doman）的 The Listening Program（Advanced BRAIN technolo-
gies，先进的脑科技）。关于这些节目的更多信息可以在本书的
第三部分找到。

哼唱和声音调理也是放松的工具。这些声音本质上是音
乐性的，并且具有抚慰心灵、平静神经、集中注意力的功效。当
人们无意识地哼唱时，往往同时在做其他的事情，而不需要全
神贯注于哼唱。一般来说，当我们放松并享受正在进行的活动
时，我们才会哼唱。您还可以通过跟着收音机一起唱或哼一首
您熟悉并喜爱的歌曲来淹没脑海中那种令人担忧的声音。跟
着收音机一起或独自哼唱，不仅具有治疗性而且还是免费的。
不需要任何特定的设备，您自己就是乐器，您可以随时或在任
何地方哼唱。

我在本章的标题中加入了声音这个词，因为几个世纪以
来，有节奏和舒缓的声音被认为有助于愈合。声音可以是平静
的，也可以非常刺激，彻底摧毁平和的心情。虽然所有的音乐
都是声音，但并非所有的声音都是音乐。许多人生活在被街道
的噪声干扰的地方。购买带有多种功能的音乐播放器可能是
一种经济的选择，可以帮助您获得更好的休息和更深的睡眠。
如果像詹妮丝一样，在晚上难以入睡，它可以减少大脑里的噪
声。海洋的声音、潺潺的溪流、森林中的风以及其他自然界的
声音，能带来无与伦比的宁静和彻底的放松。《以音速愈合》这
本书就提供了许多在日常生活中使用音乐和声音的方法。

音乐可以减少焦虑的早期发现

有关音乐如何减少焦虑的早期研究和思考可以追溯到 20
世纪七八十年代。著名作家约瑟夫·奇尔顿·皮尔斯（Joseph

Chilton Pearce)在 1977 年出版的《神奇的孩子》一书中谈到焦虑是对社会儿童的严重威胁,还介绍了阿尔弗雷德·托马提斯(Alfred Tomatis,1920～2001)博士在巴黎开发的孕妇音乐欣赏项目。托马提斯博士是法国的耳鼻喉科医师,也是使用声音和音乐治疗的先驱。

1991 年,我了解到托马提斯博士和他的工作并前往巴黎与他会面。通过对孕妇和音乐的研究,托马提斯博士偶然地发现了一种解决产前焦虑症的方法,而且是在焦虑被当成一个问题之前。1991 年之前,甚至没有人知道产前焦虑,更不用说意识到它可能会给未出生婴儿带来的问题。回顾托马提斯的重要工作,可能会发现他的研究在很多方面帮助了准妈妈们,因为它减轻了产前焦虑。

托马提斯为孕妈制定的是一个音乐项目,通过一个特殊的调音器和带有三个扬声器的耳机收听莫扎特和格里高利的音乐。每天使用一次,每次 60～90 分钟,每周数次,在孕末期,每周可使用长达 30 小时。托马提斯还开发了用于该项目的电子设备。

20 世纪 90 年代早期在巴黎郊区的两家大型综合性医院进行了托马提斯项目的第一次研究,共调查了 3 组超过 1000 名女性。第一组 245 名孕妇接受常规的孕期护理;第二组 683 名孕妇在常规孕期护理的基础上增加了呼吸、放松和分娩池练习;第三组 223 名孕妇在常规孕期护理、呼吸和放松练习的基础上增加了托马提斯计划。

项目研究了包括标准化焦虑测量(汉密尔顿焦虑量表)、分娩方法、分娩持续时间、会阴状态和新生儿的神经系统状况等在内的大量变量,研究人员发现:放松加音乐项目组的孕妇,分娩时宫颈扩张所需的时间明显缩短。

其中最令人惊讶和重要的发现是汉密尔顿焦虑量表的结果,这一项在这些女性孕期和产后都进行了多次测试。没有接受过托马提斯项目和没有放松或呼吸练习的女性,汉密尔顿焦虑分数在整个孕期不断增加。无托马提斯项目但有放松练习的女性焦虑分数轻微下降。那些接受托马提斯项目的母亲产前焦虑症减少了 9.15 分。

汉密尔顿焦虑量表(HAS)由 14 个项目组成,每项得分从 0 到 4,总分为 0～56 分。患有广泛性焦虑症或恐慌症的人通常得分在 20 以上,没有焦虑的人得分非常低。因此,**减少** 9 分多是非常重要和有意义的。据报道,很少有其他治疗方法可以这么明显地降低焦虑。

研究人员得出的结论是,怀孕期间使用这种形式的音乐项目无疑降低了女性的焦虑程度。研究结果的报告中还评估了许多其他对母亲和孩子的益处。结合现在对产前焦虑的了解,其中的许多益处可能与产前焦虑的减少有关。

2009 年,一位熟悉托马提斯项目的临床心理学家普莱西斯(Wynand du Plessis)博士发表了在南非进行的一项重复原始的巴黎研究的项目,该研究分两组,一组(托马提斯组)的 9 名孕妇在孕晚期花了 30 小时听一段特别修改过的莫扎特和格列高利音乐;另一组(对照组)的 8 名孕妇仅进行常规孕期护理。

此项研究的结果再次显示了托马提斯组中女性焦虑、担忧和紧张等几项标准化测量值明显降低,而且生活满意度、母亲满意度和愉快度提高。相比之下,同期的对照组女性则出现紧张和疲劳增加。

孕妈音乐的轶事证据

我有机会在职业生涯中观察了几十名孕期体验过正式音乐项目的女性生下的婴儿。我女儿怀孕时 36 岁,她在孕中和孕末期感觉压力很大,我建议她在怀孕时加入这样一个项目。她的分娩虽然困难,但可能比原本的更容易些。在出生后的几小时内,宝宝的眼睛就会转动了,并且他能快速地进行眼神接触。

我曾经在诊室里提供过托马提斯方法,使用调整过的音乐和主动阅读练习来帮助有特定类型问题的孩子。一位年轻的母亲凯瑟琳(Katherine)听说了这件事,带着她的儿子让-皮埃尔(Jean-Pierre)来进行评估和治疗。让-皮埃尔6岁时被诊断为听力处理困难。当我第一次见到他时,他已经在学校艰难度日了。我发现凯瑟琳在怀让-皮埃尔前发生过两次流产,她怀皮埃尔时也很困难,卧床休息了三个月。尽管凯瑟琳和她的医生都尽力做到了最好,但让-皮埃尔还是早产了三周。

我评估让-皮埃尔后确定,他可以通过聆听项目来改善,这是常规治疗计划的一部分。在儿子进行聆听项目的过程中,凯瑟琳再次怀孕,并到了她孕期的最后三个月。可以理解,她担心能否怀到足月。凯瑟琳的焦虑水平并不高,然而她的生活非常忙碌。虽然没有固定的工作,但她是社区的活跃成员,在许多委员会、俱乐部和组织中服务。她在儿子的学校参加了家长教师协会(PTA)并一直为当地的慈善活动提供志愿服务。她告诉我,她丈夫是一个小社区的医生,她觉得有义务帮助别人。因为她觉得需要时时参与而没有足够的时间来放松,所以她的皮质醇往往可能高于应有的水平。

当她的儿子正在参与聆听项目时,凯瑟琳同意使用相同的设备尝试孕妈托马提斯项目。她聆听了自己的30小时课程,为期6周。凯瑟琳的妇产科医师很惊讶,她在第4次怀孕时不需要卧床休息,并且几乎怀到了足月,生出了一个没有什么特别问题的女婴。我追踪观察了上学到四年级的让-皮埃尔,并有机会在此期间定期观察他的妹妹。她举止冷静,外向合群,是一个快乐的孩子。在完成让-皮埃尔的研究后,我不需要再对他进行评估了。几年后我在杂货店碰到了凯瑟琳，她说两个孩子都很好。

大多数准妈妈的托马提斯音乐项目如今都在听众家里进行。我不再提供这种服务；然而，我观察到，怀孕期间参与了正式音乐项目的母亲所生的孩子，其情商明显较高，并且待人温和，关心他人。我也注意到，他们有一种对音乐的亲和力，似乎特别享受音乐。

有关托马提斯项目的另一个有趣的证据来自女演员海伦娜·伯翰·卡特（Helena Bonham Carter），她在电影《哈利波特》中扮演了邪恶的贝拉特里克斯（Bellatrix Lestrange）。2007年10月15日在《每日电讯报》的一篇文章中报道了她的故事，该报道说，海伦娜·伯翰·卡特在怀她的第一个儿子比利·雷（Billy Ray）时使用了托马提斯音乐项目。

《每日电讯报》的这篇文章中说道："在怀孕期间，这个项目应该有助于生出机警、放松、体格健康的宝宝，并且容易分娩，因为它可以使母亲平静。""对比利来说，我绝对是这种情况。"她说，"比利很早就会抬头，他非常平和、胖乎乎的，一直都很健康。我真的认为这个项目可能有很大帮助。分娩并不容易，但我感到非常放松。"

放松的音乐可以迅速减少皮质醇

除了包含声音和音乐的特殊项目之外，客观证据还明确地证实，不需特殊设备，音乐就可以舒缓神经系统。在我看到的一篇关于音乐与皮质醇之间联系的文章中，斯蒂芬妮·卡尔法（Stéphanie Khalfa）博士证明，轻松的音乐可以快速降低皮质醇水平。她在一项研究中发现，听音乐比安静地坐着能更快地减少皮质醇。卡尔法博士是法国国家科学研究中心的研究员。当她进行这项研究时,并不是要解决产前压力问题,但研究结果的影响非常重要,它揭示了一个简单可行的减压方法。

卡尔法博士利用唾液皮质醇水平监测人的压力水平。对两组学生分别给予实验性压力,要求他们执行一些简单的任务——发表简短的演讲,在观众面前进行一些心算——这两种情况都产生足够的压力,使唾液中的皮质醇水平升高。事实上,这么小而看似无伤大雅的要求可能会产生可观的压力,这本身就很重要。这两项任务实际上产生了足够的压力,使皮质醇水平持续增加了几小时。

研究人员能够通过测量不同时间内唾液皮质醇水平的升降来判断减少皮质醇方法的有效性。在完成两项加压任务之后,一组学生在放松的同时听着室内的放松音乐,另一组静坐放松。结果很显著:听音乐的学生皮质醇水平立即降低,而静坐放松者没有。

实验还揭示了另一个惊人的发现:即使在紧张事件结束之后,那些静坐放松的学生唾液皮质醇水平还在持续增加。只想默默放松的人发生了什么?为什么他们的唾液皮质醇水平在压力源停止后仍然持续增加了30分钟?那些静静坐着的人很可能仍在思考,给自己持续加压。而轻松的音乐可能有助于阻止思绪蔓延,并促使皮质醇水平下降。卡尔法博士及其同事推断,他们的研究重复了以前研究的结果,表明音乐比静坐对于减少下丘脑-垂体-肾上腺轴的应激后反应更有效。

这项研究的重要性怎么强调都不过分。能够坐下来听音乐,让我们的唾液皮质醇水平立即下降的巨大价值是无法计算的。事实上,发现音乐能如此迅速和轻易地降低皮质醇水平是促使我写这本书的决定性的时刻。一些研究人员会认为如果没有立即可用的一种简单、容易使用和有效减少皮质醇的工具,那么就不应该透露出产前压力这样的潜在问题。然而,卡尔法博士以及其他许多人的研究证明,至少有一种耗时较少且便宜的解决方案可以广泛使用。

2008 年,中国台湾高雄医科大学护理学院的研究人员再次展示了音乐作为减压工具的强大功能。他们报告说,单独以 CD 的形式听音乐,就可以使孕妇不那么焦虑和沮丧。

这项研究包括 236 名平均年龄为 30 岁、孕 18～34 周内的女性。将这些女性分成两组,一个音乐组(116 名女性)和一个对照组(120 名女性)。音乐组中的女性以每分钟 60～80 次(与人类心脏相同)的节奏收听 4～30 分钟时长的音乐 CD(摇篮曲、古典音乐和自然声音),要求她们每两天至少听一张 CD。对照组不听任何音乐。在听音乐的前后,研究中的所有女性都接受了压力、焦虑和抑郁的评估。正如卡尔法博士之前的研究一样,这些音乐对孕妇有非常积极的作用。与对照组相比,她们没有那么抑郁、焦虑和紧张。该研究得出结论,音乐为孕期减轻压力和焦虑提供了一种简单、经济和无创的方式。

可以从本章的小样本研究中看出,声音和音乐作为一种压力解决方案值得大家关注,因为它们特别有效并能够帮助每一位准妈妈。与托马提斯博士一起学习并探索他独特的声音和音乐项目如何帮助孕妇减少焦虑,让我开始了产前压力的研究,也开始了我写这本书的 20 年的历程。事实上托马提斯博士的音乐项目以各种形式帮助孕妇的事实使我追问"为什么它会奏效"以及"它是如何工作的"。

反过来,这些问题使我仔细研究产前压力问题以及它是如何影响母亲和孩子的。我的发现激励我开发了解压公式,并汇编了下一部分的资源指南,这些资源都很容易融入日常工作中,并能有效减轻压力。现在是时候熟悉资源指南并了解如何使用这些工具来帮助您休息、放松并保持平衡了。

第三部分

解压资源指南

12

创建您的个人解压方案

你没有时间放松的时候就是需要放松的时候。

——悉尼·J·哈里斯

您现在应该已准备好使用解压资源选择适合的方式来制订个人的减压计划了。本书的这一部分提供了许多资源建议，您可以使用这些建议来计算每天需要的放松时间。

我们会有不同的好恶、习惯及需求，因此只有一种减少或管理压力的方案是绝对不行的。同样的道理，在孕期仅为自己选择一种减压方法（即使是很好的减压方法）也是不够的。对于那些在孕前就有高基线压力的女性来说，尤其如此。

解压资源指南让您能从多种有效的方法和练习中进行挑选，从而开发您自己的个性化和安全的减压计划。这些资源不仅包含许多现代技术和仪器，还有放松疗法和生物反馈等的早期方法，如呼吸方法和压力消除器。指南中也提供了其他方法，如瑜伽、按摩和准妈妈脊椎按摩疗法等。虽然本书主要面向孕妇，但任何人都可以使用这里的方法来抵消我们所经历的挑战。

　　资源指南没能囊括所有已知的减压方法。这里都是一些建议的方法。您还可以找到一些网站,从中探索更多的方法来减少自己的压力和皮质醇水平。此外,邀请您访问我的网站(www. StressSolutionsForPregnantMoms. com),在那里您可以阅读我的博客,发表评论,并分享您自己最喜爱的减压技巧。

　　本指南特意选择了尽可能自然的减少压力影响的方法。请记住,本指南绝不能替代您医生的建议。这里的方法并不意味着可以取代必需的医疗护理,在必要时请寻求专业医疗人员的帮助。未经医生的允许,请不要服用用来减少皮质醇的营养或保健品。

创建个人计划的指导原则

　　让我们快速回顾减压公式:A(基线压力水平)＋B(每日麻烦)－25＝C(今天需要的放松积分)。基线压力水平量表(A)测量您在孕前身体对压力的反映。虽然您的基线评分在孕期可能会有些许改变,但它是您生命中多年以来的产物,是可以预料的,并且不会在短时间内或没有长期努力的情况下发生显著改变的。

　　每日压力总数(B)加上基线压力水平分数(A),再减去 25,可确定您每天需要的放松分数(C)。资源指南中的每个活动都有一个分值,您可以用它们来赚取放松积分。基于其减少皮质醇和提高对产前压力的认识的有效性,我将每种方法赋予了不同分值。

　　每个活动的分值都是一个估计值。对您而言,根据自己的喜好程度、难易程度、帮助您了解压力的程度以及降低血液中皮质醇水平的速度,每一项活动可能具有不同的价值。因此,如果您愿意,可以随意改变一项活动指定的积分数值。选择什么活动、活动的时间以及频率完全取决于您自己。在了解了可用的有什么、适合自己的方法有哪些之后,您可以随意混搭、组合和创建您想要的方式。

以下是帮助您将资源指南的成功减压方案付诸行动的五条准则:

1. 培养检查自己的感受的习惯。 习惯是在长时间的注意和重复中形成的。可以从简单的经常反省自己开始。在每天特定的时间做一件事是形成习惯的好方法。每天安排三到四次,每次一分钟的"反省休息",快速评估您的感受,例如,当您查看日程安排或刚到办公室时、在午餐前、在下午的休息时间或睡觉前。您可以通过在计算机、智能手机上设置备忘录,或者在家里用厨房计时器来提醒自己。

无论何时停下来休息或喝杯水,您都可以反省自己。在特别不顺的日子里,可以像戴手镯一样在手腕上戴松散的橡皮筋都可以提醒您检查自己的感受。每当您看到自己的手腕,对自己说,"哦,是的,到反省自己压力水平的时间了。"换句话说,就是需设置一些方法来提醒自己,让自己更清楚自身的感受。您所做的所有努力都会让您更能意识到自己的身体是如何处理问题的,这对您和未出生的宝宝都是有好处的。

2. 监测您的感受。 当闹钟铃声停止或看到手腕上的橡皮筋时,请查看并快速完成每日压力工作表(B),加到上次累计的积分上。对于加上压力积分不要犹豫,宁愿谨慎些,也不要否认压力并放任皮质醇增加。保留每日压力工作表,并在笔记本或日历上记下您的积分。

3. 选择吸引您的几种不同方法。 无论您是哪种基线压力类别(低、中或高),您都可以设计一个适合您需求的个性化计划。最好选择几种吸引您的方法,然后经常使用。毕竟,这些方法很容易使用且大有好处。

4. 记录您采取的减压措施。每当进行减压活动时,您都可以获得积分。你可以看看一天中是否不时地进行了一些资源指南中的活动。花一点时间使用这些方法中的一种来放松,将帮助您养成放松和减压的习惯,并且可累积放松积分,这样您就不必在一天结束时来做所有的放松了。当您回顾这一天时,只需记录自己做了什么来缓解压力,给自己写一张便条或在放松积分工作表(C)上检查一下。

5. 熟悉资源指南的组织方式。本指南首先给出了解决方案的名录。名录列出了放松积分工作表(C)中列出的所有活动、它们的积分值以及评级,以供快速参考。接下来是每个类别的概述(呼吸、音乐、心理、身体、生物反馈和个人呵护)以及各个类别中建议的活动列表。

每个类别的活动都有一个单独的总结页面,提供每项方法或练习的更多相关信息。总结页面包含以下 6 类关键信息:

放松积分值出现在每个总结页面的最上面。这是对该方法或练习放松速度和程度的估计。这个数字代表了使用该方法可以减少皮质醇的预期值。每种方法分值从 1 到 20;积分数越高,表示该方法可能越快地减少皮质醇。

接下来,您将看到该方法或练习的**概述**及其优点。**说明**部分告诉您如何进行和练习技巧。标有**"其他使用方法"**的部分介绍了如何将本方法与指南中其他方法一起使用。

如果涉及购买,我提供了有关**哪里能找到**以及**相关费用**的信息。许多资源都是免费的,也有一些减压资源是可以买到的。在某些情况下,您可以联系专业人员或经过专门技术培训的人员,例如瑜伽教练,来帮助您设计一个项目。

资源指南评级是每个条目的最后一项。该评分使用 1~5 颗星星(☆)来总结资源的有用程度,其中 5 颗星星是最有用的。在这种情况下,星星的数量表示对减少皮质醇的功能和成本在有效性、便捷性上的整体评价。

关于皮质醇的结束语

在您的生活中控制皮质醇水平是非常重要的。但是,控制皮质醇水平的最关键时期是孕期。正如我在前几章所述的,妊娠前皮质醇升高与生育率和受孕率降低有关。本书的第一部分详细介绍了目前与妊娠期间高皮质醇水平相关的许多情况。在您分娩后,皮质醇水平升高与体重增加或妊娠体重难以减轻、食欲增加、嗜甜食、情绪波动、抑郁、性欲降低和免疫系统功能受到抑制(更易感冒)等有关。

"解压资源指南"的主要目标是帮助您减少皮质醇,而精神活动是产生皮质醇的主要原因。因此,任何一种方法要有效减压,就必须做到三点:① 停止头脑的活动(思考、担心、反思);② 减少体内皮质醇的水平;③ 每天都可以轻松方便地使用。另外,通过这些方法,获得的积分即从日常压力积分中减去的分值将随着放松方法减少皮质醇的速度和效率而变化。

尽管没有人知道关于压力的所有知识,而且还有更多东西需要不断学习,但本指南考虑到了我们已知的关于皮质醇的关键信息。在某些情况下,这些事实可能与您的直觉相矛盾。例如,身体过度运动会导致您身体中产生**更多**的皮质醇,而不是减少。因此,如果您是一个每天跑步或者在健身房度过很多时间的人,您可能会无意中产生更多皮质醇。这就是为什么您会看到在本指南中,与降低皮质醇的其他减压方法相比,运动时所获的积分较少。

在创建评分系统时,我也考虑到了另一个令人惊讶的事实——与辛苦运动实际上会增加皮质醇的想法相矛盾。研究表明,静静地坐着放松对于减少我们体内的皮质醇,可能不如哼歌或听音乐迅速和有效。

　　记住，当您根据自己的身体、日程表和偏好定制个人解压方案时，您的个性化解压方案将发挥最大的作用。对别人有用的东西可能不适合您。所以我希望您去尝试、探索、增加和调整——最重要的是，玩得开心——因为您会越来越清楚地看到您的身心对各种方法的反应。

13

爸爸能做什么？

让我们成为一对舒适的夫妻，互相照顾！……我们多高兴有自己喜欢的人，可以和他坐在一起聊天！让我们成为一对舒适的夫妻！

——查尔斯·狄更斯，《尼古拉斯·尼克尔贝》

一个孕妈很少会独自经历她的妊娠过程，总是有人——配偶、伴侣、爱人、家庭成员、朋友、同事、兄弟姐妹、父母或教练等，在生活中关心、爱护和帮助她。这一章是针对爸爸和孕妈的所有其他重要支持者的。如果没有时间或意向从头到尾阅读本书，您可以在这里找到关于您需要阅读的特定部分的建议，以便您了解生活中的孕妇为什么需要您以及您可以做些什么来帮助她减少产前压力。通过回顾本书的主要信息，您将成为为她提供支持的最佳人选。

怀孕和准备为人父母对每个人来说都是一个挑战，因为这要求我们成长并重新适应生活中的新变化。在收入稳定且经济富足的家庭中，期待孩子的降临可能会非常令人激动。然而，每种情况都伴随着一系列紧张局面，就像我们总是希望事情不像现在这样。如果想简要了解一位孕妇持续的高水平压力会如何影响她的宝宝，请阅读第 6 章"关于妊娠和压力的重要研究"。这是理解为什么使用有效的解决方案应对产前压力这么重要的基础。

虽然怀孕并非全是母亲的事，但有时候对于配偶、伴侣、亲人或同事来说，似乎是这样的。没有人喜欢感觉被遗忘、害怕或嫉妒；但作为一个有爱心的支持者，即使您想要帮忙，有时候也可能感到不被需要。您也可能觉得您关心的任何事都不对，尤其是当准妈妈特别紧张和烦躁的时候。那时，您必须成熟起来，换个角度看问题，了解浮现的问题下面的事情究竟是什么。随着怀孕，女性的身体和激素发生了诸多变化，其中大部分早期变化是悄悄发生的。所以简单地看没法知道发生了什么。要了解这些微妙的变化，请阅读第 5 章"怀孕期间身体的惊人变化"。

对准父母双方来说，怀孕都是非常繁忙的一段时间。您可以阅读第 3 章"满满的日程和忙碌的头脑对我们做了什么"，了解压力是如何影响我们所有人的。由于压力是怀孕期间的一个关键因素，因此特别注意不要再增加任何紧张或冲突，尽量减少争论和批评。对发育中的婴儿影响最大的压力来源是持续的争论和家庭冲突。可以做一些小事，向准妈妈表达您有多爱她，并感激她所承受的一切。

为人父母和增加另一个家庭成员会带来巨大的生活方式变化，也带来了新的责任。尽管这很令人兴奋，但对每个人来说也是一个可怕的时刻。变化本身就会带来压力。由于孕妈内环境的动态变化，包括身体内激素之间微妙的相互作用，她比以往任何时候都更加敏锐地感受到变化和带来的压力——而相比于未孕时，压力会更严重地影响到她，更重要的是压力的积累会影响正在发育的宝宝。要更好地理解这一点，请阅读

第8章"产前压力在子宫内的动态作用"。

控制自己的压力

请记住，随时间的推移，不只有准妈妈们要处理更多的压力。女性越接近分娩，每个相关的人也越辛苦。孕末期是一个非常关键的时期，所以要用孕期最初的六个月来准备好。

学习应对压力是每个相关的人的明智选择。实际上，许多有压力的女性嫁给了有压力的男人。虽然准爸爸们可能不认为这本书是针对他们的，但参与帮助伴侣处理压力的过程越多，对所有相关的人来说就越轻松。所以我鼓励准爸爸以及孕妈的死党、家人或朋友也使用解压方案，这是您能为自己所爱的人做到的事情之一。在第9章中了解自己的基线压力水平，然后复习第10章，最后从第三部分"解压资源指南"中学习缓解您日常压力的技巧。

更加努力遵循这些建议的三个好处是：

• 研究表明，压力水平较低的母亲将生出较平和的婴儿。尽管目前我还没有看到任何研究证明，配偶或伴侣的压力水平较低对此有帮助。但有意义的是，当准妈妈周围的和平、欢乐、帮助及合作更多时，她孕期压力可能会较小。

• 您可以通过使用解压公式和资源受益。在第3章中有说明，学习更好地管理压力可以改善整体健康和幸福感，可提高您自己的生活质量。

• 孩子们会学习榜样。如果父母或其他相关的人在孕期习得了如何更有效地控制压力，那么孩子在成长中学到的机会也将增加。

作为教练角色的您

如果您是准妈妈的伴侣、密友或家庭成员，您可以把自己当作她的教练。教练需做的事应该远远超越产房之外。毕竟，您最了解她，深知您的伴侣或朋友何时感到紧张，也知道她开始怀孕时是否基线压力水平过高。对于许多 A 型性格或有焦虑史的女性来说更是如此。您比任何人都更知道她的睡眠情况，比如她昨晚睡得好不好。

熟悉本书中的工具和调查问卷，然后指导她（或强烈但善意地提醒她）休息一下。在协助您的伴侣记录她日常压力积分的同时，您也可以记录一下自己的情况。你们可以一起查看各种资源并决定要尝试哪些方法。

教她如何进行呼吸和产前练习，一起冥想和听音乐。发挥创意，给伴侣一个温和的按摩也是一个美好的亲密时刻，周末一起在公园里散步，或者在大自然的美景中骑行，不仅浪漫，还能帮助你们放松身心。您所做的支持爱人并帮助她把解压方案付诸行动的这一切，不仅会帮助她（和您）放松，而且还可以提升您的宝宝成为一个更快乐、更健康、更聪明的孩子的潜力。

14

资源名录

呼　吸	放松分值	评　级
缩唇呼吸	＋1 分/分钟	☆☆
腹式呼吸	＋1 分/分钟	☆☆
专注呼吸练习	＋1 分/分钟	☆☆☆
使用呼吸设备（RESPeRATE）	＋10 分/20 分钟	☆☆☆☆

音　乐	放松分值	评　级
背景音乐	＋3 分/30 分钟	☆☆
坐着把脚抬高，一边做别的事	＋5 分/30 分钟	☆☆
坐着把脚抬高，聆听，哼唱	＋10 分/30 分钟	☆☆☆
专为孕妈准备的节目	＋15 分/30 分钟	☆☆☆☆
用骨传导耳机听孕妈专属节目	＋20 分/30 分钟	☆☆☆☆☆
Ototoning 声音疗法	＋10 分/30 分钟	☆☆☆

心　　理	放松分值	评　级
祈祷	＋5 分/10 分钟	☆
自我肯定	＋5 分/10 分钟	☆
给心灵放一个假	＋1 分/每次	☆☆
在安全的地方冥想	＋5 分/每次	☆☆
松弛反馈冥想	＋10 分/每次	☆☆☆
自我反省	＋5 分/每次	☆☆☆
彩虹光练习	＋5 分/每次	☆☆☆

身　　体	放松分值	评　级
产前锻炼	＋2 分/10 分钟	☆☆
产前瑜伽	＋3 分/10 分钟	☆☆☆
大笑瑜伽	＋20 分/10 分钟	☆☆☆☆☆
孕期的脊椎按摩调整	＋10 分/每次调整	☆☆☆
享受大自然	＋5 分/10 分钟	☆☆☆
常规运动	＋2 分/10 分钟	☆☆

生物反馈	放松分值	评　级
使用压力消除机(StressErasure)	＋5 分/10 分钟	☆☆☆
使用 emWave 个人压力缓解器	＋5 分/10 分钟	☆☆☆
使用应力温度计/压力卡/心情卡	＋3 分/10 分钟	☆
使用 GSR2 生物反馈松弛系统	＋5 分/10 分钟	☆☆

个人呵护	放松分值	评　级
蜷缩在好书或电影里	+2 分/60 分钟	☆☆
热水浴	+3 分/每次	☆☆
草药茶放松	+5 分/每次	☆☆
充电小憩	+10 分/每次	☆☆☆
坐下,抬高脚	+2 分/20 分钟	☆☆
睡觉	+1 分/60 分钟	☆☆☆
准妈妈专属按摩	+5 分/30 分钟	☆☆☆

其他喜欢的放松	放松分值	评　级
	+5 分/30 分钟	☆☆
	+5 分/30 分钟	☆☆
	+5 分/30 分钟	☆☆

呼 吸 资 源

呼吸是放松以及生命的根本。您甚至不需要想就能呼吸，因此，呼吸练习是我最喜爱的减轻焦虑的方法之一。做呼吸练习，您不必随身携带一些东西；可以在一天中快速完成，而不会干扰其他的活动。呼吸练习可以成为您日常工作中非常自然的一部分，可以很方便地记录自己什么时候做了这些练习，这样就可以在一天结束时给自己加上相应的积分。事实上，放松呼吸可能是资源指南中几乎所有方法的一部分，且专注呼吸本身就是一项活动。

当轻松而有节奏地呼吸时，您的神经系统将会转换并保持在副交感神经状态。当您开始打哈欠时，您就知道自己已经连通到了副交感神经系统，这标志着放松和神经系统恢复平衡。许多有压力的人常常屏气，尽管他们通常没有意识到这恢复一点。如果您每隔一段时间都有一次深呼吸的倾向，您就可能正在屏气。

记住，在怀孕期间，身体的变化会影响您的呼吸方式。由于这些变化，当您进入妊娠第七或第八个月时，您会每分钟呼吸 18～30 次，而正常情况下每分钟仅呼吸 12～20 次。然而您的氧气消耗量却只增加 15％～20％。刚刚怀孕时会导致一些身体上的压力，因为需要更努力地呼吸。而且随着孕期的进展，您的生理压力也会增加（因为自己的呼吸频率在增加），您甚至可能会觉得稍稍有点呼吸困难。

在接下来的几页中，我将介绍三种呼吸技巧，以及一种易用且不贵的设备，您可以购买以帮助您在呼吸练习时得到更多的放松。

呼 吸	放松分值	评级
缩唇呼吸	＋1分/分钟	☆☆
腹式呼吸	＋1分/分钟	☆☆
专注呼吸练习	＋1分/分钟	☆☆☆
使用呼吸设备（RESPeRATE)	＋10分/20分钟	☆☆☆☆

缩 唇 呼 吸

放松积分值：每分钟＋1分

概述

缩唇呼吸练习是一种非常简单的基本方法。它可以在您感到压力增加的任何时候使用，但最好至少做2分钟（最多5分钟），来得到真正的放松。缩唇呼吸是一项很好的日间运动。如果不能休息，您仍然可以在原地和当着别人的面做到这一点。

说明

第1步：准备一个地方做呼吸练习。关键是要舒适，并且能够轻松呼吸。通常情况下，最舒服的位置是平躺在地板上的垫子上或床上。将枕头或毛巾卷放在膝盖和脖子的下面以保护您的腰部。如果没有条件，舒适地坐着就好了。

第2步：闭上眼睛，安静下来。正常呼吸，直到您觉得放松并准备好开始。

第3步：开始用您的鼻子吸气，鼓起脸颊，然后通过轻轻闭在一起的嘴唇慢慢地吐气。可以通过更慢和更长时间的吐气来加强这个过程，直到排空您的肺。当您吐出空气时，收紧肚子,可以帮助自己在肺部留出足够的空间来进行下一次更好更深的呼吸。

其他使用方法

1. 一边听轻松的音乐,一边练习。

2. 可以在其他呼吸练习之前或之后进行。

3. 在做呼吸练习的基础上,增加释放压力的想象练习。

哪里能找到以及相关费用

此练习不需任何费用,可在自己的家中或任何地方进行。

资源指南评级

☆☆

腹式呼吸练习

放松积分值:每分钟+1分

概述

与缩唇呼吸一样,腹式呼吸练习对于减少焦虑症同样具有许多益处。腹式呼吸对于减少身体的呼吸压力以及减少妊娠晚期的氧气消耗非常有帮助。腹式呼吸使您的呼吸深达腹部,让更多的氧气进入您的血液,使您感觉良好。

与本节中包含的所有呼吸练习一样,集中注意力安静地进行至少2分钟至5分钟的腹部呼吸练习。如果您可以每天进行几次这种或其他呼吸练习就更好了。每分钟腹部呼吸的分值为+1分。

说明

第 1 步:准备一个地方来进行自己的呼吸练习,重要的是舒服并且可以轻松地呼吸。通常情况下,最舒服的位置是躺在地板上的垫子上或床上。将枕头或卷起来的毛巾放在膝盖和脖子的下面以保护您的腰部。您还可以通过弯曲膝盖,或将您的腿部和脚放在椅子上来减轻下背部的压力。

第 2 步:闭上眼睛,开始注意自己的呼吸如何引起腹部的自然起伏。

第 3 步:舒舒服服地将您的手放在腹部。用鼻子慢慢地深深地吸气,您的腹部中间会鼓起,轻轻地撑开您的手指。然后用您的鼻子或嘴静静地吐气。

其他使用方法

1. 一边听平和的音乐一边练习。

2. 可以在其他呼吸练习之前或之后进行。

哪里能找到以及相关费用

此练习不需任何费用,可在家中或任何地方进行。

资源指南评级

☆☆

———

专注呼吸练习

———

放松积分值:每 5 分钟＋5 分或每分钟＋1 分

概述

专注呼吸练习旨在缓解肌肉疼痛和压力。您可以很容易地将这个练习融合到缩唇呼吸或腹式呼吸练习之中。就像腹式呼吸练习一样，专注呼吸对于减少身体的呼吸压力和减少妊娠晚期可能发生的氧气消耗非常有帮助。

专注呼吸每分钟练习的分值为＋1分。可以每天多次进行，每次几分钟。在智能手机、电脑或厨房计时器上设置闹钟是提醒自己暂停工作并休息一会的好方法。

说明

第1步：准备一个地方进行呼吸练习。保持舒适，让自己可以轻松地呼吸。通常可躺在地板上的垫子上或床上。将枕头或毛巾卷放在膝盖和脖子的下面以保护您的腰部。还可以通过弯曲膝盖，或将您的腿部和脚放在椅子上来减轻下背部的压力。

第2步：闭上眼睛，开始注意您的呼吸和腹部的自然起伏。继续，直到您的呼吸变得轻松而有节奏。

第3步：在脑海中搜索您身体的各个部位，找到肌肉紧张、需要放松的地方。找到紧张的肌肉或部位时，慢慢地用鼻子深呼吸。屏住呼吸数4到5个数，同时想象为您身体的那个部位带去大量新鲜的氧气。

第4步：用鼻子或嘴静静地吐气。想象一下：当新鲜的氧气被血液带入紧张部位时，压力和紧张消失了，它们更加放松了。

其他使用方法

1. 一边听轻松的音乐，一边练习。

2. 可以在其他呼吸练习之前或之后进行。

哪里能找到以及相关费用

此练习无需任何费用，可在家中或任何地方进行。

资源指南评级

☆☆☆

使用呼吸设备(RESPeRATE)

放松积分值:每使用 20 分钟＋10 分

概述

RESPeRATE(雷柏特,呼吸设备)最初是作为降低血压的设备来销售的,因为 RESPeRATE 采用了一种柔和的音调(吸气时升高,呼气时降低)来诱导缓慢和规律的呼吸,所以,我将它列入了呼吸资源中。它的实际效果是令人极度放松,并且有平衡副交感神经系统的生理效果。

RESPeRATE 在设计时是用来每天或定期使用来降低血压的。然而,若是为了减轻压力的目的,可以在需要时随时使用,每天只需使用 20 分钟就非常有效。

说明

当您使用 RESPeRATE 时,戴上耳机并在胸前贴上呼吸传感器(或弹力带)。该设备本身只有一个便携式 CD 播放器的大小。耳机和传感器是随机附送的。

第 1 步:舒舒服服地坐着,闭上眼睛。RESPeRATE 的呼吸传感器会首先分析您的个人呼吸模式,然后根据您打开设备时的呼吸方式启动程序。

第 2 步:只需通过耳机收听旋律。身体将追随外部节奏使您的呼吸能够轻松自然地与旋律同步。

第 3 步:渐渐地,该设备将延长呼气音调来减缓呼吸。RE-SPeRATE 缓慢而舒适地将您带到每分钟呼吸少于 10 次的治疗阶段。到达这个阶段后,会停留很短的时间,然后程序结束。

整个过程通常需要大约 20 分钟。

其他使用方法

每天或需要时随时使用来放松。

哪里能找到以及相关费用

价格 299 美元起，经常会有优惠活动。（网站信息：www.resperate.com）

资源指南评级

☆☆☆☆

音 乐 资 源

音乐可以用作缓解产前压力和焦虑的良药,使用自己收藏的音乐或购买专辑都可以。音乐无处不在,可以容易地融入每个人的生活中。事实上,您会发现,音乐几乎是解压资源指南中列出的每种方法的一部分。

现在许多基于音乐的减压方法都可以使用,而且它们**并不**完全相同。本概述将指导您自己选择孕妈专用的音乐节目或现有的音乐。

需要记住的要点:强调一下音乐对孕妇产生积极影响的两个非常重要的点。首先,已经证明无需特别的装备或设施聆听音乐,就可以快速减少皮质醇。在第 11 章介绍的一项研究中已经显示在听轻松音乐时唾液皮质醇是如何迅速减少的。其次,专门为孕妇设计的、需使用某些特殊设备如骨传导耳机收听的节目能够极大地减轻压力和产前焦虑。

音乐选择:您选择的音乐很重要。当然,人们对音乐的品位是非常个性化的,但古典音乐、华尔兹、圣歌、轻音乐、赞美诗和摇篮曲可能会最快地使人放松。我预计很快就会有人开始研究聆听不同类型的音乐后人们唾液皮质醇减少的速度。我觉得硬摇滚或者说唱音乐不是减少皮质醇的最佳选择,但我有可能是错的,特别是对于那些喜欢这些类型音乐的人来说。

听一些可以帮助您停止头脑中的自我对话的音乐是减少皮质醇的关键。一位患有严重焦虑症的病人曾经向我抱怨说,她听过的古典音乐并不能很好地减轻她的焦虑,因为她仍然可以思考。对她而言,更好的选择是可以哼唱或跟着唱的音乐。可以一起唱的歌曲有助于减轻压力和降低皮质醇水平。如果您在伴随着音乐唱歌或哼唱，那么您不太可能同时在脑海中对话或思考。

放松和减轻压力的 CD：能用于放松或诱导各种不同情绪的录音（CD 或其他形式）很多。许多甚至是专门为孕妈设计的。我的一些建议已包含在本资源指南中，但还有很多其他可供选择的。本书建议的部分音乐已经通过音响工程或使用特殊耳机进行了改造，是下一节孕妇专属音乐节目的重要部分。

怀孕期间的特别音乐节目：除了听音乐录音之外，您还可以选择为孕妈开发特殊的音乐节目。它们有几个不同之处，下面我列出来，以帮助您选择最适合自己的：某些节目需要特殊设备，例如可以租用或购买的骨传导耳机；有些可以在家里完成；有些需要去专门的中心完成。

租用或购买的特殊骨传导设备：您可以租用或购买对减轻压力有价值的治疗设备。对于任何具有中等或高水平基线压力的人来说，最重要的设备就包括所谓的骨传导。托马提斯博士通过在耳机中使用特殊的振动器或扬声器，将骨传导作为他的听力系统的一部分。

很早以前人们就发现有两种内耳机制用于听觉：空气传导和骨传导。虽然空气传导是目前了解得较多的机制，但骨传导同样重要。听力治疗系统中的骨传导尤其可以帮助那些极度焦虑和压力很大的人，因为它能够通过加强副交感神经系统的力量而直接影响交感神经（对压力产生反应）和副交感神经系统（减轻压力）之间的平衡。

正如在第 9 章中所说，处于压力之中时，交感神经系统通常压倒了副交感神经系统。骨传导通过向小脑和大脑中的颅神经发出声音直接刺激脑干第十对脑神经，即迷走神经。迷走神经是进入副交感神经系统的关键入口。通过使用带骨传导振动器的特制耳机来刺激神经系统是改善睡眠、消化和放松问题的关键。它还有助于调理肌肉，并为艰难的分娩做好身体准备。

只有少数音乐系统有骨传导方式。第一个是托马提斯的方法。骨传导耳机是该系统的主要组成部分。托马提斯网站列出了训练有素的顾问和专业人员,他们可以提供托马提斯的孕妈节目,称为"分娩准备"。

还有一个专门为孕妇提供骨传导音乐系统的是 EnListen,它提供计算机格式的完整的托马提斯方法。

另外的两个音乐系统在他们的设备中增加了骨传导方式,但是他们不提供特定的孕妈音乐。其一是加拿大的 LiFT(Listening FitnessTrainer),直接源于托马提斯系统;另一种来自 ABT(Advanced Brain Technologies)。您将在以下文中找到所有这些节目的详细信息和网站。

音　　乐	放松分值	评　级
背景音乐	+3 分/30 分钟	☆☆
坐着把脚抬高,一边做别的事	+5 分/30 分钟	☆☆
坐着把脚抬高,聆听,哼唱	+10 分/30 分钟	☆☆☆
孕妈专属音乐节目	+15 分/30 分钟	☆☆☆☆
用骨传导耳机听孕妈专属音乐节目	+20 分/30 分钟	☆☆☆☆☆
Ototoning 声音疗法	+10 分/30 分钟	☆☆☆

背 景 音 乐

放松积分值:每 30 分钟 +3 分

概述

背景音乐是您收藏的或购买的音乐,可以在做其他事情,例如烹饪晚餐、阅读书籍、清理衣柜时在听到的音乐。

说明

选择轻松的以及您喜欢的音乐,让您感觉很好或者您可以一起跟着唱的歌。它可以是安静的背景音乐、古典音乐、乡村音乐、蓝调、爵士乐或任何吸引您的音乐。这种放松技巧每听30分钟就积 3 分。

第 1 步:在家中、在办公室工作时或从事其他活动时播放聆听这些音乐。不需要任何特殊的耳机或设备。

第 2 步:在任何愿意的时候聆听。

其他使用方法

在做呼吸练习或心理锻炼时,听背景音乐可能是进一步减轻压力的一种方式。只要您的头脑不再忙于思考、担心或策划,背景音乐就可以帮助减少皮质醇。

哪里能找到以及相关费用

如果您已经有 CD、智能手机或 MP3 播放器上播放的音乐,聆听背景音乐无需额外费用。

资源指南评级

☆☆

———

坐着把脚抬高,一边做别的事

———

放松积分值:每 30 分钟＋5 分

概述

在前一页的背景音乐方法中,您可以随身携带背景音乐。

这里的放松方法是在做其他事情时，坐下，将脚抬高。其他事情可以是阅读、在电脑上玩游戏、玩纸牌，也可以是猜字谜、看电视或看电影等任何活动。换句话说，当您使用这种减压方法时，您心里并不是很安静，这就是为什么它每进行 30 分钟，积分却不超过 5 分。

无论什么时候，只要精神保持活跃，您的体内就必然有一定的皮质醇。这种练习放松仍然会减轻一些压力，并且比其他一些技巧更易融入您的生活。您也可以选择 iPod 或 MP3 播放器用耳机听音乐。当您想创造一种轻松的心情时，做一个自己的播放曲目也很容易。

说明

选择平和欢乐的音乐。这几乎不需要特别提醒，因为这很大程度上取决于您在听音乐时所做的事情。这里的关键在于您要抬起脚，并有意识地花几分钟时间来放松一下。

其他使用方法

小憩时播放背景音乐非常棒，可以为您的小憩增加额外的积分。

哪里能找到以及相关费用

这种放松技巧与您在自己房间的活动或选择的音乐一样自由。虽然有数以百万计的音乐可供选择，但你可以从以下来源或在互联网上搜索开始：

莫扎特效应（Mozart Effect）：

http://www. mozarteffect. com/http://www. mozarteffect. com/OnlineStore/MERCProductb. PHP？ ID＝6601

前沿大脑技术（Advanced Brain Technologies）：

http://www. advancedbrain. com/the-listening-program/the-listening-program. html

罗门研究所（Monroe Institute）：

http://www.monroeinstitute.org/program-list/

资源指南评级

☆☆

———

坐着把脚抬高,聆听,哼唱

———

放松积分值:每 30 分钟＋10 分

概述

这种方法与之前两种方法之间的区别是:在这种情况下,您安静地坐着,积极地聆听音乐。当眼睛闭上时,您可以哼唱,或只是休息和听音乐。

说明

还是选择让您放松的音乐。您需要做的就是:坐下来,积极倾听,哼唱,或闭着眼睛休息。确保您已经抬起脚并且想要休息。试着听摇篮曲、圣歌,或者您可以哼唱或跟唱的旧唱片。

其他使用方法

1. 挑选出一些喜爱的儿童书籍,如《小熊维尼》《小王子》或苏斯博士的书,一边对肚子里的孩子大声朗读,一边聆听音乐,是对准妈妈的任何音乐和放松项目的一个很好补充。

2. 如果使用骨传导耳机听专为孕妈设计的特别音乐节目,您可以通过安静地坐着听音乐获得两倍的积分。

哪里能找到以及相关费用

这种通过主动听音乐和休息的放松方法与您选择的音乐一样自由，可以在您家中完成。如果您想使用为孕妈制作的特别音乐节目，请参阅下一个资源指南。以下是一些通用的音乐和音乐资源：

http://www.sound-remedies.com/soundworklinks.html

http://www.mozarteffect.com/

http://www.apple.com/itunes/

http://spiritwinds.com/music/prenatal-music/

或用谷歌搜索"放松音乐"或"孕妇音乐"。

资源指南评级

☆☆☆

孕妇专属音乐节目

放松积分值：每30分钟＋15分

概述

这个方法与前面介绍的音乐放松方法之间的区别在于，这需要专门为孕妈选择的音乐节目。与以下类别不同，此处列出的节目类型不需要骨传导头戴式耳机。基于托马提斯博士的工作，此类节目使用了经过特别调整的音乐，以更好地刺激您的神经系统。具有高基线压力的女性可以通过使用调整的孕妇专用音乐节目而改善，因为这些节目专门针对妊娠的某一特殊阶段而设计并且每天有固定的聆听时间。选择这种节目也有助于您规律地使用音乐来减轻压力。

说明

第 1 步：舒舒服服地坐着，抬起脚。

第 2 步：开始播放音乐（如果有指示，请戴上耳机）。一般来说，不需要特殊的设备或耳机。

第 3 步：在听音乐的时候，您可以轻松地打盹、闭上眼睛休息、编织、画画、猜谜，或者什么都不做。可以 30 分钟或 1 小时不做任何事情！

其他使用方法

1. 一边听着孕妈专属音乐，一边为您未出生的宝宝读书。

2. 如果您的压力水平处于中等或高水平，您可以考虑采用骨传导方法（下文介绍），因为它可以帮助您的副交感神经系统更快恢复平衡和能量。

哪里能找到以及相关费用

费用根据您选择的方法而有所不同，请参考下列网站的定价。

孕妈专属 EnListen：

http://enlisten. com/products/overview. shtml

不需要骨传导耳机的 EnListen 项目可供具有较低或中等基线压力水平的孕妈使用。

iListen 基础音乐项目：

http://thelisteningprogram. com/Getting ＿ Started ＿ Program_Options_iListen. asp

门罗研究所的"开路计划"（Opening the Way）：

http://www. hemi-sync. com/shopexd. asp? id＝207

开路计划包括一个系列的 8 个录音带（也可下载），由 14 个练习组成，包括引导式想象、放松练习、有关健康妊娠和父亲角色的信息、工作音乐、孕期不同时期的呼吸模式以及分娩后的其他方法。该节目无需骨传导。

资源指南评级
☆☆☆☆

用骨传导耳机听孕妇专属音乐节目

放松积分值：每 30 分钟＋20 分

概述

这个音乐类别是专为准妈妈设计的，需要使用一个特殊的头戴式耳机来进行空气和骨传导。空气传导是我们通常听到的，而骨传导也许是减少每天累积的产前压力的最佳方式。除了消除当天的压力（即减少焦虑和皮质醇）之外，骨传导可平衡交感神经和副交感神经系统，并能改善肌肉紧张度，使分娩更容易。这些节目也使用特别调整过的音乐，通常是古典音乐。此外，播放音乐的设备会进一步优化它，以提高您的注意力和对神经系统的效应。

您可以选择每天听一次，每次 30 分钟到 1.5 小时。如果您愿意，可以跳过一天不听。该节目的总长度各不相同，不是一成不变的。孕末期是进行正式的骨传导节目特别好的时机，不过在孕中期也可进行。焦虑程度高的女性在怀孕期间应该考虑多做几次这种练习。

这里列出的骨传导音乐聆听项目包括全世界在托马提斯、LiFT 和 EnListen 系统培训的咨询师提供的项目（EnListen 提供了可供租赁的家庭单元和可以购买供单独使用的设备）。许多专业人员都接受过这些方法的培训。

说明

第 1 步：舒舒服服地坐着，抬起脚。

第 2 步：用专用的骨传导耳机开始听音乐。

第 3 步：在听音乐的时候，您可以轻松地打盹、闭上眼睛休息、编织、画画、猜谜，或者什么都不做。可以 30 分钟或 1 小时不做任何事情！

其他使用方法

一边听音乐，一边为您未出生的宝宝读书。

哪里能找到以及相关费用

费用取决于您选择的内容。请登录以下网站，了解托马提斯、EnListen、LiFT（Listening Fitness Trainer）和 TLP（The Listening Program）系统的定价和信息，包括特殊耳机。

http://www. tomatis. com（在主页点击"联系我们"）

http://enlisten. com/

http://www. listeningf tness. com/index. html

http://thelisteningprogram. com/Getting _ Started _ Program_Options_BoneConduction. asp

资源指南评级

☆☆☆☆☆

Otononing 声音疗法

$$\blacktriangleleft\!\!\!\sim$$

放松积分值：每 20 分钟＋10 分

概述

Otononing 是一种由多林·戴维斯（Dorinne Davis）开发的声音干预戴维斯模型（Davis Model of Sound Intervention）技术。戴维斯发现，耳朵不仅能听到声音，而且会发出与声音相同的压力频率。同样，当耳朵收到修正频率时，声音会恢复稳定。

大多数人都听说过调音，通常用"om"音。Otononing 则更为具体，它通过识别耳朵发出的最重要的声音，然后通过特殊的调音技术使声音返回到人体内。这个声音被用作改变每个人的工具，耳朵提供必要的音调或声音。对于准妈妈来说，这种声音对婴儿和母亲都有好处。总体而言，使用 Ototoning 可以让您感觉与宝宝的关系更加紧密，焦虑更少，更加轻松，并且感受到更积极的能量。这种方法简单易用，如果学会，孕妈可以每天使用。

说明

开始 Otononing 最简单的方法是使用 Ototoner 设备，它可以产生您需要传回身体的声音。找一个安静的地方，闭着眼睛坐在椅子上，脚踏在地板上，背部离开椅背。具体方法在《声音的循环：缺失的环节及其治疗意义》（The Sound of Sound：A Missing Link and Its Healing Implications）一书中有详细描述。Otononing 应持续 20～30 分钟才能生效。

其他使用方法

可以在有或没有 Ototoner 设备的情况下完成。请参阅《声音的循环：缺失的环节及其治疗意义》中的说明。

哪里能找到以及相关费用

关于 Ototoner 设备的信息可以在《声音的循环：缺失的环节及其治疗意义》中找到，此书可从 New Pathways 出版社买到：

http://www. NewPathwaysPress. com/titlesforsale. html

要了解更多关于戴维斯中心的信息，请登录：

http://www. thedaviscenter. com/

资源指南评级

☆☆☆

心 理 资 源

　　这套资源集中于通过各种心理锻炼来放松和减轻压力的方法,包括肯定和祈祷以及一些简单的想象练习,旨在平息情绪和平静心灵。记住,任何终止您的思维,让您的思想静止的方法都能减少皮质醇。

　　这些技巧或练习在处理压力方面具有长期的好处。由于它们通常比音乐减少皮质醇的速度更慢,而其他方法能够更快速地阻止头脑进行思考,所以它们可能比其他一些练习的放松积分更少。另一方面,您几乎可以在任何地方进行这些心理练习,而无需额外的设备。

心　　理	放松分值	评级
祈祷	＋5 分/10 分钟	☆
自我肯定	＋5 分/10 分钟	☆
给心灵放一个假	＋1 分/每次	☆☆
在安全的地方冥想	＋5 分/每次	☆☆
松弛反应冥想	＋10 分/每次	☆☆☆
自我反省	＋5 分/每次	☆☆☆
彩虹光练习	＋5 分/每次	☆☆☆

祈　祷

—

放松积分值：每10分钟＋5分

概述

祈祷可以成为减轻压力的有力手段。对于一些人来说，简单地将自己的问题交给上帝，然后让自己安静下来，是放松和平静的好方法。如果祈祷对您来说如此有用，那太棒了！如果您在祈祷时忙于思考和在脑海里对话，则它可能不会像音乐那样快速降低皮质醇水平。不用说，祈祷也有许多其他好处。

说明

根据自己的喜好和习惯祈祷。

其他使用方法

1. 祈祷时，请安静轻柔、有节奏地呼吸。
2. 在适当的音乐背景下祈祷。

哪里能找到以及相关费用

没有任何费用，只需要您的时间和爱！

资源指南评级

☆

—

自我肯定

放松积分值:每 10 分钟＋5 分

概述

自我肯定是可以自我训练的一种方法。自我肯定是积极的,以行动为导向的陈述,包括您完成自己的目标时会有的感觉。自我肯定可以帮助您集中注意力,并强化您正在从事的活动的理由。可以帮助您有意识地赋予自己的时间和行动更多的能量。

现在许多人每天都使用自我肯定的方法。这个心理练习发展的先驱有《治愈您的身体,治愈您的生活》的作者路易丝·海伊(Louise Hay),以及《意向力量》的作者韦恩·戴尔(Wayne Dyer)博士。有许多帮助您使用自我肯定的书籍和 CD。在您选择自己想使用哪一个之前,最好先倾听并考虑您在自我肯定中要说的内容。通过自我肯定,您实质上是在为您的潜意识提供一个强有力的认定,您必须确保它是正确的信息。

说明

第 1 步:开始自我肯定的最好方法是,在一个安静的地方舒舒服服地坐着或躺着,闭上眼睛,然后重复自我肯定几次。始终陈述肯定现在的事情。

第 2 步:想一想您在说什么以及它意味着什么。想象一下,它已经发生了。让自己感受一下,如果自己在肯定中描述的内容已经发生了,那将会是什么样子。以下是一些肯定的例子:

- 这比我想象的要容易。
- 我正在从容地完成它。
- 我正在用每一次平静的呼吸来消除这一天的压力。
- 通过这些活动,我正在带给宝宝安宁和平静。

其他使用方法

音乐是自我肯定的最好伴侣,一些肯定的录音中已经包含了音乐。

哪里能找到以及相关费用

有许多很好的资源可以帮您进行自我肯定。您可以创建自己强有力的肯定,也可以购买相关书籍和 CD 来指导您完成整个过程。

资源指南评级

☆

给心灵放一个假

放松积分值:每享受 1 次心灵假期＋1 分

概述

这个心理练习可以帮助您理清思绪并暂停思考。当您这一天很忙碌,或者在短时间内必须做大量的事情时,这是一个特别有价值的方法。诀窍是停止您的思维活动,想象自己静静地漫无目的地游离或漂流几分钟甚至一分钟。这需要练习,而保持安静和暂停思考是使这一切生效的关键。

说明

这个练习的目标是停止您的思维活动。当您停止思考并将您的思想放空时，就是在给心灵一个短暂的假期。

只需深吸一口气，然后精神放松，暂停思考，让您的头脑游离或漂移一小段时间。您甚至可以想象自己正在脱离您思维的齿轮，就好像正在推汽车的离合器一样。当您放空时，停止思考，停止处理和解决问题，停止担心，放下您正在做的任何事情。

越频繁地提醒自己放慢脚步，您就越容易使用这种方法，并从中获益。尽量记住至少在每天早上和晚上睡觉前这样做。那是您最容易找到安静时间的时候。当您处在忙碌或有压力的一天时，多给心灵放几次假可以帮助您缓解紧张情绪。

其他使用方法

您可以伴随音乐或哼唱来做这个练习。

哪里能找到以及相关费用

这种减压方法不需要花钱，只需要很少的时间和一些练习。

资源指南评级

☆☆

在安全的地方冥想

放松积分值：每次坐下来冥想＋5分

概述

多年来，研究人员研究了冥想对心智、身体和情绪的积极影响。已经证明：冥想有利于呼吸和血压、平静心灵以及放松身体。本书仅介绍现有的冥想类型中的几种非常简单的方法，任何初学者都可轻松使用。为了减轻压力，我特别强调了可以促进平静或停止思考的冥想类型。

在安全的地方冥想是本书介绍的两个易做的冥想中的第一个。鼓励您将它发展成最适合您的冥想。"安全的地方"是一个您在自己心目中想象的地方——一个让您感到安全和平静的地方。它可以是森林、山洞、山上或海边。它可以是您从未去过的地方，也可以是您小时候记得的地方，还可以是一个成年后旅游过的地方。

说明

第1步：让自己放松。开始想象您的呼吸移动到身体的关键部位，即所谓的能量中心，具体如下：随着您的第一次呼吸，在脑海中将您的呼吸能量导向您的尾椎；然后，在您以下的呼吸中，将注意力和想象力逐个移动到以下位置的能量中心：生殖器、肚脐、心脏、喉咙、前额和头顶。当您吐气时，发一个长长的呼出音。

第2步：接下来，在心里倒数5，4，3，2，1。

第3步：在脑海中，想象一个让您感到安全、自然而美丽的地方。想象一下一天中您最喜欢的时光。想象一下它给你的感觉：现在多少度？地面的纹理是什么？那里是岩石的还是沙土的，或者是软软的？那里听起来像什么：您能听到海洋或溪流、鸟和风的声音吗？当您闻到那里的空气时，您能想象这个地方的味道吗？它是松树味的还是咸味的？

第 4 步：在这个安全和美丽的地方，请一位保护者陪伴您，即您觉得自己可以信赖的人——无论是上帝、守护天使、父母、祖父母还是其他人，无论他或她是否还活着以及是否真实。

第 5 步：告诉这位保护者您想要的平静和安宁的感觉，关于您向往的妊娠以及您希望分娩有多容易。与他或她谈谈任何您想到的担忧或担心。

第 6 步：想象一下，那个人没有说一句话，静静地听您倾诉。在此刻说出您需要的一切。当您没有什么可说的时候，静下来。保持安静。感受保护者的安抚、关怀和爱。

第 7 步：当您完成时，再次看到在冥想开始时自己所处的位置——那个安全的地方，感受您的感激之情，然后从 1 数到 5，让自己恢复正常的清醒意识。睁开您的眼睛，从 10～15 分钟的假期重新回归到您的日程中去。微笑并感觉自己焕然一新。

其他使用方法

1. 如果喜欢这种方法，您可以录下所有的步骤，让录音引导您完成冥想。这将使您在想要做这个冥想时更容易遵循步骤，并放松下来。

2. 考虑播放平和、宁静的背景音乐。

哪里能找到以及相关费用

这种方法不涉及费用。

资源指南评级

☆☆

———

松弛反应冥想

———

放松积分值:每做一次冥想＋10分

概述

这种冥想方法旨在平息或减少您的想法。赫伯特·本森(Herbert Benson)博士开发了这个方法,并于 1975 年在他的著作《放松反应》(The Relaxation Response)中发表。它起源于一种在 20 世纪 50 和 60 年代美国流行的被称为超觉冥想的冥想形式。这种方法非常强大,如果定期进行(每天一次或两次,持续 10~20 分钟),会有很多好处。

说明

松弛反应冥想需要您专注于自己的呼吸,并使用一个简单的单词,如"一",来集中注意力。最佳方式是从本森博士的著作中完整学习他所推荐的步骤,并不需要大量的阅读或练习就能够使用这个方法。

其他使用方法

这个冥想只适合单独使用。

哪里能找到以及相关费用

您可以购买《放松回应》。使用这种方法不涉及其他费用。可访问以下网页了解有关松弛反应冥想方法:

http://www.relaxationresponse.org/steps/

资源指南评级

☆☆☆

自我反省

放松积分值:每次自我反省＋5分

概述

建立每日惯例是一个不错的主意,它可以帮您简单地检查自己,了解自己的感受。您需要寻找的是一种提升自己对压力水平和身体反应的警惕的方法。

说明

第1步:呼吸几次,试着清除您的想法,它有助于您闭上眼睛并暂停任何想法几秒钟。

第2步:现在关注您的身体。在脑海中扫描您的身体,想象您身体的每个部位,寻找感觉到紧绷的肌肉、疼痛或不适之处,从脚开始,慢慢地朝头部移动。

第3步:如果发现身体上的不适,请使用关注呼吸练习来减轻。以下是该练习步骤的简短版本,供参考:

· 让自己舒服。

· 密切关注自己的呼吸和腹部的自然起伏。继续,直到您的呼吸变得轻松而有节奏。

· 想想您身体中不适、需要放松的部位。当您想到紧绷的肌肉或不适区域时,用鼻子慢慢地深吸气,屏住呼吸,数 4 到 5 个数,想象将大量新鲜的氧气带到您身体的那个部位。

· 想象您的压力和紧张消失了,轻轻地通过您的鼻子或嘴巴吐气。

第 4 步:现在正常呼吸,清空您的脑袋,并反省自己的情绪感受。

第 5 步:如果您发现自己的某些想法和感觉是不适的根源,估计这些想法还会影响您多久。设置一个具体时限,然后继续。例如,告诉自己:"我会花 15 分钟时间做某事(例如,想想要跟老板讨论的内容),然后在晚餐前休息一下。"或者在您的脑海中想象用一个泡泡包裹住这个让你不适的根源并将它吹走。

第 6 步:如果您不能自行放开问题或停止思考(比如说您不能停止考虑某项工作),那么请仔细阅读资源指南,直到找到您喜欢的可帮您停止思考的方法为止,例如音乐方法、松弛反应冥想等心理练习、阅读书籍、观看电影等。

其他使用方法

"给心灵放一个假"后,使用"自我反省"方法。

哪里能找到以及相关费用

这种方法只需花费时间,它提高了意识中的警惕性。

资源指南评级

☆☆☆

彩虹光练习

放松积分值：每次＋5分

概述

彩虹光练习是另一个可以有多种变化的迷你心理练习。这个练习的好处之一是可以阻止令人担心和困扰的过程——因为您专注于想象中。

多年前，我在 VA 医院的临床心理学实习期间引入了这个练习，并每天多次使用它。VA 医院因为其繁杂的程序而被称为"压力制造者"。在新奥尔良，该医院还拥有"最慢和最不可靠的电梯系统"。为了减轻自己在等候电梯时的压力，我会进行这个小型心理练习。

不管是休息、上洗手间、在杂货店里排队买单，还是坐电梯时，只需要巧妙地利用时间让自己更加平静，都可以使用这种方法。如果处在人群中或公共交通工具上，您可以睁着眼睛轻松地完成这种想象，没有人知道您在做什么。使用这种方法并不需要很长时间：当您做到最后一步时，电梯（或者您在等待的任何东西）通常正好打开门。

说明

第 1 步：在脑海中想象一道彩虹，就像您在地平线上看到的一样。然后，从红色光开始，想象彩虹带上的光线进入您的头顶，并迅速穿过您的身体，脊柱和器官系统，从脚下出去，并进入地面下。想象光线将您身体和精神上的所有压力和疲劳一并带走，并将它们深埋到地下。

第 2 步：然后依次用橙色、黄色、绿色、蓝色、紫色、白色的光重复这一过程。

其他使用方法

即使没有感觉到过大的压力，也可以使用彩虹光练习来预防身体积累的紧张情绪。

哪里能找到以及相关费用

无相关费用。

资源指南评级

☆☆☆

身 体 资 源

运动能让我们的肌肉和器官系统保持健康并运作良好。身体锻炼可以理清混乱的思绪,并帮助提高注意力;另外,它促进人体释放内啡肽(大脑化学物质),可以让人放松,并使人感觉良好。如果您想开始一个新的有氧运动项目,请先咨询您的医生,或在专业人员的指导下进行尝试。如果孕前遵循的锻炼计划让您感觉良好,只要您的医生同意,那么您可以继续进行。

舒适是锻炼的最重要原则。如果一项运动或活动让你疼痛、气短或过度疲劳,请停止进行,并在必要时征求医生的意见。过于剧烈的体育锻炼实际上会增加皮质醇水平。以下是一些其他需要记住的产前锻炼注意事项:

· 如果您从未执行过锻炼计划,请慢慢开始。

· 保持舒适正确的姿势。不要将身体摆成不舒服或扭曲的姿势。

· 锻炼时,应该能够舒适地行走和说话,而不会气喘吁吁。

· 一般来说,每周锻炼 3~5 次,每天最多 30 分钟。

· 不要剧烈地弹跳、弓背。

· 不要将脚抬到臀部以上(例如,空中蹬自行车的姿势)。不要做超过 45°角的仰卧起坐。

· 锻炼时保持呼吸;不要屏气。通常,在用力时呼气。

· 在运动前、运动中和运动后多喝水防止脱水。

随着孕期的进行,您的锻炼计划需要做一些改变。例如,一个在孕早期很容易完成的例行锻炼到孕末期时可能会变得很困难。最佳运动量的问题需要向您的医生咨询,因为每个人都是不同的。您选择的任何锻炼计划或视频应该参照美国妇产科学会（ACOG）的指南。您可以在以下网站找到这些指南：
http://www.acog.org/Education_and_Events
然后去书店选择您想要的：
http://sales.acog.org/bookstore/_P553.cfm

身体资源	放松分值	评　级
产前锻炼	＋2分/10分钟	☆☆
产前瑜伽	＋3分/10分钟	☆☆☆
大笑瑜伽	＋20分/10分钟	☆☆☆☆☆
孕期的脊椎按摩调整	＋10分/每次调整	☆☆☆
享受大自然	＋5分/10分钟	☆☆☆
常规运动	＋2分/10分钟	☆☆

产 前 锻 炼

放松积分值：每10分钟＋2分

概述

产前锻炼是指任何能将思想集中在一个健康的方向上并帮助消除压力的活动。在怀孕期间感受到的压力大部分源于身体经历的生理变化。怀孕期间经常锻炼可以缓解背痛和改善姿态。锻炼使身体更灵活、肌肉更强壮，这有助于分娩，并在减少疲劳的同时促进健康的情绪。

说明

下面的基本产前练习可以增加力量,提高灵活性,减少压力。

练习1:手臂/背部拉伸(重复5次)

第1步:将手臂举过头顶。伸直手肘,手掌相对。至少保持20秒。

第2步:放下双臂。保持背部挺直。

第3步:将手臂后移并伸展。

练习2:骨盆倾斜运动(重复5次)

第1步:骨盆倾斜运动可以采用以下姿势位完成:躺着(膝盖弯曲),坐着,站着,或者趴着(用手和膝盖支撑身体)。

第2步:用鼻子吸气,轻轻收紧腹部和臀部的肌肉。

第3步:背部紧贴地面,让骨盆轻轻向上倾斜。慢慢地呼气,数5个数。

练习3:改良版仰卧起坐(重复5次)

第1步:躺下,膝盖弯曲,双臂放在身体两侧。慢慢地通过鼻子呼吸。

第2步:抬起头部时吐气,轻轻收起下巴,并让肩膀离开地面(小于45°)。

其他使用方法

1. 可以在短程步行或跳舞后选择一种或多种基本练习,伴随某些音乐练习,在椭圆机上锻炼,或者进行一些其他轻度的有氧运动。

2. 下面不同的仰卧起坐会锻炼腹部的不同部位,这取决于手和手臂的位置。首先按以下每个手/手臂位置进行仰卧起坐1~3次,如果能够轻松地做到这一点,再重复几次。

• 将双手放在额头上,在呼气时抬起头,轻轻收起下巴,并将肩膀轻轻地从垫子上抬起。

- 将双臂放在胸前,然后进行仰卧起坐。
- 将双手放在肋骨下面,然后做仰卧起坐。
- 将手放在肚脐上,然后进行仰卧起坐。
- 将手放在骨盆上并进行仰卧起坐。

哪里能找到以及相关费用

产前练习不需要任何费用。您可以购买孕妈锻炼 DVD,也可以通过搜索网站并跟随着上面的指导练习。在 BeFitMom 网站上可以找到关于孕期运动信息的极好总结:

http://www.befitmom.com/aerobic_exercise.html

在这里可以找到矫正臀位的臀位倾斜运动:

http://spinningbabies.com/techniques/242-breech-tilt

资源指南评级

☆☆

产 前 瑜 伽

放松积分值:每 10 分钟瑜伽＋3 分

概述

瑜伽可以减少焦虑,使心灵平静。练习产前瑜伽可以帮助预防妊娠纹、体重增加和背部疼痛。瑜伽还可以锻炼您的核心力量和灵活性,以满足分娩和照顾宝宝的需求。

通常在大城市才有针对孕妈的瑜伽课程。如果您所居住的地方没有现成的课程,可以通过互联网搜索针对不同怀孕阶段的视频。如果您以前从未参加过课程或者跟随视频练习过,请记住,领操的人一直在做这些姿势并且练习时间要比您长,不要尝试做到她们能做到的那样来增加自己的压力。一般的经验是,用25%~35%的努力练习3~5次。如果没有觉得肌肉酸痛,在课后感觉良好,不觉得痛苦,可以再多练习一点。

说明

一些被认为对怀孕有益的瑜伽姿势包括猫-牛式、战士二式、三角式、鸽子式、单盘前屈伸展式、半月式、束角式、坐姿前屈式、侧角式等。如果您从没有练习过瑜伽,最好的学习方法是参加一个有经验的教练的产前瑜伽班。如果这对您来说不可行,那么跟随视频练习是另一种选择。

其他使用方法

在美好的一天,在公园或美丽的空间里练习瑜伽。

哪里能找到以及相关费用

可以查找电话信息,问问其他准妈妈和朋友,或在互联网上搜索,在您所在的地区寻找经过认证或具有资格的瑜伽教练或课程。如果您想购买市场上的产前瑜伽DVD,请去书店或互联网寻找适合您的最佳选择。

资源指南评级

☆☆☆

大 笑 瑜 伽

放松积分值:每笑 10 分钟＋20 分

概述

　　笑是最好的减压方式之一。笑可以减少疼痛,提高工作表现,与人建立情感联系,并让更多的氧气流向心脏和大脑。大笑瑜伽是 1995 年由印度的一名医生开发的,具有革命性,易于操作,并且对身心有长远的好处。大笑瑜伽将笑声和瑜伽呼吸(调息法)结合在一起。这是一个有趣的心理活动,可以清理头脑,平静心灵。大笑瑜伽基于一个科学事实,即身体不能区分强迫和真正的笑声。大笑瑜伽通常是团体练习,其成员通过产生"无条件"的笑声开始(没有笑话或喜剧),很快变成真正的有传染性的笑声。

　　练习大笑瑜伽的人觉得健康有显著的改善。大笑瑜伽课程带来积极的能量,让人可以轻松地应对日常生活中的压力。笑声的效果非常强,一些练习者说他们因此不再需要抗抑郁药物。许多人觉得自己呼吸道感染(如感冒等)的频率降低了。事实上,2010 年 8 月在《纽约人》杂志上发表的一篇文章中,安德鲁·韦尔(Andrew Weil)博士称,大笑瑜伽可以降低美国的医疗保健成本。

说明

　　了解大笑瑜伽如何运作的最佳方式是观看下面网站上的视频。

其他使用方法

大笑瑜伽是一种改变生活的减压方法,您不需要结合其他使用方式。

哪里能找到以及相关费用

世界各地都有大笑瑜伽俱乐部。这些俱乐部由受过大笑瑜伽教练培训的志愿者经营。参加俱乐部通常是免费的,或者只需很少的费用。有关全球俱乐部的情况,请访问以下主要网站:

http://www.laughteryoga.org

http://www.laughteryogaamerica.com/

资源指南评级

☆☆☆☆☆

孕期的脊椎按摩调整

放松积分值:每次调整+10分

概述

脊椎按摩护理是消除和处理某些准妈妈们身体疼痛的好方法。脊椎的按摩调整疗法可以放松身体紧张疼痛的部位,使身体释放内啡肽(一种为身体提供幸福感的激素)。

怀孕期间,疼痛可能是压力的一个重要来源,干扰人的睡眠和放松。准妈妈的脊椎保健治疗可以自然地缓解刺激、神经紧张和行动受限,而不需用药物。如果您在怀孕之前患有腰背部、颈部或头痛问题，您身体的结构为了适应宝宝生长而产生的变化会给这些部位带来其他的压力，并且极有可能在孕期引起疼痛。

怀孕时，宝宝会使你的重心转移而出现腰痛。这种转变给骨盆的水平和腰背的稳定性带来压力。随着宝宝的成长，您必须多伸展您的后背以达到孕前的状态。怀孕期间最常见的主诉是背痛、坐骨神经痛和髋部疼痛。

说明

对于准妈妈，我强烈推荐脊椎按摩疗法，它非常安全。有十多种脊椎指压技术可以轻松精确地治疗您的脊柱，而不会受到任何的伤害。标准的手动按摩很适合孕妈，但您也可以在网上阅读和了解更多其他流行技术和方法，如脊椎激活器、上部颈椎矫正技术、生物能量同步法（BEST）和骶枕技术（SOT）等。

其他使用方法

1. 除了在怀孕期间帮助缓解背部疼痛和不适，脊椎按摩师还可以帮助婴儿在子宫内保持正确位置，并能清除分娩对你和宝宝的压力，帮助宝宝适应子宫外的新生活。

2. 新生儿的脊椎按摩护理对疝气和打嗝非常有帮助。

3. 脊椎按摩调整也有助于受孕。

哪里能找到以及相关费用

寻找一位好脊椎按摩师的最佳方法是看口碑。按摩疗法的费用每次不等。

访问这些网站获取更多信息：

http://www. ivillage. com/chiropractic-can-chiropractic-care-help-during-pregnancy/6-a-144743

http://www. activator. com/

资源指南评级
☆☆☆

—•—

享受大自然

—•—

放松积分值:每 30 分钟 +5 分

概述

对于我们中的多数人来说,身处美丽的大自然让人心平气和。大自然,地球母亲,可以带走您的压力和烦恼。静坐或漫步,享受树林中的风声、潺潺的溪流声或鸟儿的歌声,可以舒缓心灵,滋润灵魂。当您观看鸟与松鼠之间的抢食大战或观看成年红雀训练他们的宝宝飞行时,能让自己感到愉快并恢复活力。鲜花养育的蜂鸟和蝴蝶可以带来平和的喜悦。静坐或漫步,在飘洒的新雨中轻嗅地球的气息。

说明

清晨或傍晚是散步、放松和享受自然的最佳时间。在一天中的这些时间里,光线更加柔和且有着特别的光芒。要注意安全,适当穿戴以避免被昆虫叮咬。

其他使用方法

1. 城市或社区的汽车噪音往往淹没了自然界的声音。如果是这样,请带上您的 iPod 或智能手机,聆听自然界的声音或放松的音乐。

2. 静静地坐几分钟,加入呼吸练习或冥想,喂鸭子,或用其他方式来帮助您享受这一刻。

哪里能找到以及相关费用

除非您选择收费的公园,否则不会有任何费用。

资源指南评级

☆☆☆

———

常　规　运　动

———

放松积分值:每 15 分钟＋2 分(最多＋4 分)

概述

许多女性在怀孕前都有一个常规运动。怀孕后可以继续常规运动,指导方针和注意事项可以在网络上找到,其中较权威的是美国妇产科学会(ACOG)的指南,在本书中身体资源的开始部分有过相关叙述。良好的锻炼计划对身体很有益处,例如可以控制体重的过度增加,减少腿部和手部的肿胀以及改善姿态和血液循环。

说明

ACOG 建议孕妇每天进行约 30 分钟中等强度的体力活动。也要听从您的身体。在怀孕期间,散步、游泳、中等强度的有氧运动和骑自行车通常都是安全的。如果您在怀孕前积极地进行运动和力量训练,那么您也可以继续进行稍微激烈一点的运动。

其他使用方法

一边锻炼一边用 iPod 或智能手机听音乐。

哪里能找到以及相关费用

取决于您是去健身房还是在家中锻炼。

资源指南评级

☆☆

生物反馈资源

　　体温、心率、血压和呼吸频率会随着压力增大而升高，随着放松而降低。虽然您可以轻松计算呼吸次数，但在受到压力时很难意识到血压和心率的变化。生物反馈使用设备或仪器提供一个信号，例如光线或嘟嘟声，帮助您学会控制身体反应。例如，一个生物反馈设备可以在体温降低时发出哔哔声，升高时发出不同的声响。您可以利用提示音来帮助自己控制体温。应激反应时的心率升高和皮肤电反应也一样。生物反馈装置易于使用，而成本不同。

生　物　反　馈	放松分值	评　级
使用压力消除机	＋5 分/10 分钟	☆☆☆
使用 emWave 个人压力缓解器	＋5 分/10 分钟	☆☆☆
使用应力温度计/压力卡/心情卡	＋3 分/10 分钟	☆
使用 GSR2 生物反馈松弛系统	＋5 分/10 分钟	☆☆

压力消除机

———

放松积分值：每使用 10 分钟＋5 分

概述

压力消除机（StressErasure）是美国食品监督管理局（FDA）批准的便携式生物反馈设备，旨在帮助人们改变有真正压力时浅快呼吸和屏气的习惯。压力消除机在指尖上使用对人体无害的红外传感器，在屏幕上显示提示。这种方法可以帮助您学会有意识地改变呼吸方式。目标是减慢呼吸速度，降低心率，最大限度地提高身体的自然放松能力。

说明

压力消除机设备附有说明书，使用简单。

第 1 步：采取一个舒适的姿势并轻松地呼吸几下。按照指示连接机器。

第 2 步：吸气，在屏幕上出现三角形时，呼气。

其他使用方法

旅行时可以使用压力消除机。您也可以在使用它时听音乐。

哪里能找到以及相关费用

100～200 美元，取决于设备的新旧程度。网站信息：http://stresseraser.com/

资源指南评级

☆☆☆

emWave 个人压力缓解器

放松积分值：每使用 10 分钟＋5 分

概述

emWave 个人压力缓解器（HeartMath 公司）旨在通过训练用户进入协调的机能状态来减轻压力，该状态即和谐、有序、心理上和生理上功能最佳的状态。emWave 个人压力缓解器是一款手持设备，可帮助用户将注意力集中在产生和维持积极的情绪感受上。

该装置通过客观地监测心脏的节律来确定机能状态的协调性。通过练习，即使在不同的或超级大的压力下，也可以随意转换到协调状态。这方法对于一些人来说会更具技术性，但它也是较容易学会的。使用它的好处是，您将学习如何主动管理您的压力。

说明

emWave 附带一张培训 CD，您可享受免费的 30 分钟互动式在线课程，以帮助您有效地使用它。另外，它还提供免费的 1 小时远程课程。

其他使用方法

HeartMath 在线商店提供使用此方法的许多应用程序和产品（见下文）。

哪里能找到以及相关费用

价格为 150～250 美元。亚马逊网站和其他商店有新的和二手设备销售。网站信息：

http://www.heartmathstore.com/item/6300/emwave-personal-
stress-reliever

资源指南评级

☆☆☆

━━

使用应力温度计/压力卡/心情卡

━━

放松积分值：每 10 分钟＋3 分

概述

一些生物反馈工具基于这样的观点：当身体放松时，我们的手通常会变得更加暖和。当我们受到压力时，由于肌肉收紧,流向我们手部的血液将会减少。目前已经可以买到通过降低手部温度来监测压力的生物反馈设备,其中的三种是压力温度计、压力卡和情绪卡。

这些是简单的、价格非常合理的生物反馈设备,可以测量手部的温度,并使用不同的值来提供反馈。压力温度计显示数字,压力卡使用文字,心情卡显示颜色。人的手部温度的个体差异很大。如果紧张或受到压力,您的双手会变得冰冷潮湿,那么对您来说这可能就是一个很好的工具。

说明

设备附带使用说明。

其他使用方法

在使用其中一种工具时,您可以轻柔地呼吸并听着音乐,帮您更加放松。

哪里能找到以及相关费用

10～30 美元不等,取决于您购买的设备。更多信息请访问:

http://www.cliving.org/stressthermometer.htm

资源指南评级

☆

❦

使用 GSR2 生物反馈松弛系统

❦

放松积分值:每使用 10 分钟＋5 分

概述

GSR2 生物反馈松弛系统使用最古老的生物反馈系统之一——皮肤电反应(GSR)。GSR 是一种测量手指皮肤毛孔大小和汗腺活动微小变化的方法,即皮肤电导的相对量度(皮肤电导,一种交感神经系统在心理和生理上唤醒的量度)。在放松时,您的皮肤电导会发生改变。这种生物反馈装置利用电导变化来测量压力水平的变化。每个音调与一种压力相匹配。如果音调提高,说明您的压力在增加。如果音调降低,则您的压力在下降。该机器体积小,且重量轻。

说明

第 1 步:将手指放在设备正确的方向上。

第 2 步:当您专注于呼吸并且听到背景中的音调时,试着让音调越来越低（表明您的压力正在下降）。

其他使用方法

如果您花时间学会了如何使用，这个小设备可以很好地工作。如果它很适合您，可以考虑在白天随身携带，以便在日常工作中随时检查压力水平。如果您发现自己的压力水平很高，可以短暂地休息一下，再用这个设备让自己回到更加平静的状态。

哪里能找到以及相关费用

GSR2 生物反馈松弛装置的费用大约为 75 美元，有许多分销商，其中的一个是：

http://www.toolsforwellness.com/biofeedback.html

资源指南评级

☆☆

个 人 呵 护

因为对准妈妈有这样那样的要求,所以花点时间进行简单的打扮或自我护理看起来就显得过于任性了。如果您的注意力一直在手头的事情上,您可能会把"呵护"这个词与纵容、溺爱或娇惯等同起来。其实,您应该将呵护视为"善良地对待自己"。练习用自由健康的活动来放纵和宠爱自己,让自己感到舒适和被爱,这将帮您为宝宝做同样的事情做好准备。

考虑到这一点,这里所包含的自我呵护活动旨在帮助您向自己表明:自己足够注意在生活中留出时间去做一些"无用"的事情——某种为了放松而进行的特定事情。因此,在进行自己偏爱的个人呵护时,请务必失联几分钟。关掉手机,调暗灯光,让这一刻有点小特别。

个 人 呵 护	放松分值	评 级
蜷缩在好书或电影里	+2 分/60 分钟	☆☆
热水浴	+3 分/每次	☆☆
草药茶放松	+5 分/每次	☆☆
充电小憩	+10 分/每次	☆☆☆
坐下,抬高脚	+2 分/20 分钟	☆☆
睡觉	+1 分/60 分钟	☆☆☆
准妈妈专属按摩	+5 分/30 分钟	☆☆☆

蜷缩在好书或电影里

放松积分值：每 60 分钟 + 2 分

概述

您可以有多种选择来看一本好书或一部电影进行放松。不同的人有不同的喜好。虽然阅读、观看爱情电影或有趣的东西有时可能会让您放松，但有时候您可能会更想看有人把事情弄糟。这取决于在特定时刻什么能让你有效减压。

说明

现在盘点您的心情。想想一本特定的书或一部电影，再看看您的心情。您在笑吗？您感到舒缓或放松吗？如果是这样，那么在这个时候进行这种呵护活动的选择就是正确的。

自己花一些时间准备一个不受干扰的时间和空间，然后坐下来放松和享受。我在本节标题中使用了"蜷缩"一词来提醒您，让自己的身体变得舒适。把脚抬起，盖好小毯子，躺在摇椅或沙发上，享受您的私人休息时间。

其他使用方法

1. 如果没有 1 小时来完成这项活动，您可以蜷缩在好书或电影里 30 分钟并给自己加 1 分。

2. 看一部 2 小时的减压电影可以获得 4 分。

3. 把它作为一个约会，计划与您的伴侣一起去做。

4. 坐在浴缸旁泡脚时阅读一本好书，这也是"蜷缩"时刻。

哪里能找到以及相关费用

您可以在家里进行这个活动，或者外出去图书馆、书店、电影院或剧院。根据您选择的项目，这项活动可能是免费的，或者只需花费几美元。

资源指南评级

☆☆

—

热　水　浴

—

放松积分值：每次热水浴＋3分

概述

沐浴中的某些东西可以说是非常有疗效的。温暖的水有舒缓作用，浸入温水浴可以让肌肉释放紧张，并引起放松反应，让您有休息的感觉。沐浴能使思考、活动和说话变慢，并加深您的睡眠。

注意事项

浴池可能是潜在的感染源。如果您易患膀胱感染，请避免使用温水浴作为放松方法。美国妇产科学会建议准妈妈们在怀孕期间始终不要将身体的核心温度升高至38.9℃以上。将水保持在37.8℃或更低一般是可以接受的，并且推荐在怀孕的各个阶段中使用。但需确保在怀孕后期有人可以帮助您在需要时安全地进出浴缸。

说明

准备好放松环境，以充分利用这种练习。如果可以的话，充分预热卫生间，赶走冷空气，并降低灯光亮度。喷洒可以令人放松的清香味香水,如玫瑰或薰衣草味,可以提升体验感。

其他使用方法

1. 沐浴的另一种选择是简单地坐在浴缸的边上泡脚。

2. 将毛巾放入浴缸中弄湿,然后放在肚子、胸部、头部和肩膀上。可以让您的身体感到温暖,并带来沉浸感。

哪里能找到以及相关费用

只要您的房子里有浴缸和热水,这个活动是很容易做的,而且免费。

资源指南评级

☆☆

———

草药茶放松

———

放松积分值:每次茶歇＋5分

概述

一杯温暖的草药茶可以让您冷静下来并帮你恢复平衡。然而,有很多关于在怀孕期间使用草药和草药茶的信息都是相互矛盾的。如果已知含有对怀孕有害的物质,生产草药茶的茶叶公司通常会在包装盒上列出警告。如果有疑问,请在选择草药茶之前,咨询医生或助产士。以下是加拿大卫生部门批准的可以在怀孕期间使用的草药清单:香蜂草、玫瑰果、橙皮、橘皮和生姜。无咖啡因的淡茶是舒缓和放松的饮料。您可以控制茶包在水中或茶壶内的浸泡时间少于3分钟来制作一杯淡茶。

说明

茶艺是许多国家的一种仪式。这里有几点建议：喝茶的杯子应该让您觉得特别；水应该很热但不要沸腾；静坐或站着，双手包绕那个温暖的杯子，啜一口；闭一会儿眼睛，放松一下。

其他使用方法

众所周知，热水（不添加任何茶）可以帮助肠道蠕动。可尝试添加柠檬、酸橙、葡萄柚、菠萝或姜汁。

哪里能找到以及相关费用

您很容易找到适合在怀孕期间饮用的茶。您也可以用任何您喜欢的东西来给一杯热水调味。

资源指南评级

☆☆

充 电 小 憩

﹏

放松积分值：每小憩 1 次 ＋10 分

概述

关于充电小憩的定义，观点差别很大。我认为这是一个短时间的休息，但它有和长休息时间一样的益处，并满足以下四个标准：

- 不到 45 分钟。
- 在此期间，您已经完全放松了几分钟。

- 当您休息够了（通常约 15 分钟），不需闹钟就能自己醒来。

- 醒来时感觉自己的身体已经恢复，好像已经睡了 1 个多小时。

我自己的充电小憩一般是 7～8 分钟。我听到自己深深的呼吸声，感觉自己好像在漂流一样，漂走了。醒来时感觉自己更加轻松。我的一位朋友，她的充电小憩有 18 分钟，她将自己的充电小憩描述为"达到了完全的放松，即使很用力，您也觉得自己根本无法移动身体"。

说明

第 1 步：脱掉鞋子，躺下并将头放在枕头上，或者躺在椅子上，盖上小被子。

第 2 步：休息，减慢呼吸。

第 3 步：开始感觉身体越来越重，直到即使您很用力，身体也不能移动。保持，直到您觉得自己休息够了。从休息状态中唤醒您自己，看看时钟，是否超过 15 分钟或还不到 45 分钟？您刚刚经历了一次充电小憩。

其他使用方法

如果可以的话，每天计划一次 15 分钟的充电小憩，可以安排在午餐时间、下班回家时或完成其他活动后。如果形成了这种习惯，您的身体就会越来越习惯于充电小憩，而且会越来越容易和迅速地进入这种放松状态。

哪里能找到以及相关费用

除了您的时间，小憩没有花费。

资源指南评级

☆☆☆

坐下,抬高脚

—◆—

放松积分值:每 20 分钟＋2 分

概述

简单的抬高脚非常有用。它告诉您的身体要放松。如果经常这样做,您的身体每当这样的时候就会听从指引并放松。这项活动中唯一需要做的事情是,有意将您的注意力转移到平和的事情上。

说明

坐在安静舒适的地方,把脚抬高放到某样东西上,并停下工作,休息一下。您也可以躺在地板上舒服的位置,确保垫好您的背部和头部,并把脚翘起来。

其他使用方法

1. 加入一些音乐。

2. 最好有一个微笑或一些笑声。

3. 玩一些无需用脑的游戏。

4. 接一个好友的电话。

哪里能找到以及相关费用

一个简单的方法就是坐在躺椅上,如果有的话。如果您想躺在地板上放松,可以把脚放在沙发或任何椅子上。枕头、毛巾,甚至是枕套都可以用来垫在这上面。

资源指南评级
☆☆

睡　眠

放松积分值：每小时的安宁睡眠＋1分

概述

女人怀孕时需要更多的营养和休息。身体也需要时间来消除当天的压力。为了宝宝的需要和主治医师的警告而改变睡姿时，宁静的睡眠就变得不那么容易。此外，宝宝的身体动作和姿势经常会让你夜里去洗手间。您的想法、日程安排和对永无止境的待办事项的担忧也会延迟或打乱您的睡眠周期。所以如果您多睡一会，会得到更多的积分。

说明

睡眠是无需描述的一种乐趣。

其他使用方法

在正常就寝时间之外，每睡眠半小时给自己多加1分。

哪里能找到以及相关费用

给自己更多的睡眠时间，花费的只是您的日程表中的一些事情。要知道，在您怀孕时，更多的睡眠对您和宝宝都有很大的益处。

资源指南评级

☆☆☆

准妈妈专属按摩

放松积分值：每 30 分钟按摩＋5 分

概述

怀孕时按摩可以减轻压力和焦虑，按摩治疗师可以使您更舒适。按摩还可以促进深度放松，保持平静的状态，使身体更快恢复活力。脊椎按摩师可以调整您的身体以适应怀孕，而按摩治疗师可以帮助您的身体组织适应妊娠中发生的变化。

说明

许多形式的按摩都对准妈妈有帮助。您可以躺着接受按摩，还可以使用孕妇专用的按摩枕头。要了解更多信息，请访问：

http://www. americanpregnancy. org/pregnancyhealth/prenatalmassage. html

其他使用方法

大多数按摩治疗师在工作期间会播放轻松的音乐，您也可以随身携带一张自己在按摩时希望听到的 CD。

哪里能找到以及相关费用

请朋友推荐或自己打电话给按摩治疗师，询问他们是否有过准妈妈按摩的经验。您还可以在自己所在的地区找到经过专门培训的按摩治疗师。

资源指南评级

☆☆☆

注　释

1　一盎司的预防

（1）有关妊娠期间体内变化的信息，请首先咨询您的医生，也可以参阅 Heidi Murkoff 的著作《What to Expect When You're Expecting》；登录网站 www. pregnancyguideonline. com；或参阅 Marjorie Greenfield 的《The Working Woman's Pregnancy Book》和 Annie Murphy Paul 的畅销书《Origins：How the Nine Months Before Birth Shape the Rest of Our Lives》。

（2）Margaret R. Oates. Adverse Effects of Maternal Antenatal Anxiety on Children：Causal Effect or Developmental Continuum? （British Journal of Psychiatry，180（2002）：478 - 479.

Dr. Oates 是英国的一位精神病学家，他在这篇文章中指出：在没有治疗方案的情况下告知公众是危险的。然而，正如在第 1 章中指出的那样，我认为女性应该了解并理解迄今为止已经进行的产前压力研究。只有足够了解产前压力的潜在风险，准妈妈们才会明智地学习并在怀孕期间使用减压技术。

2　今天更多的孕妈有需要管理

（1）Calvin J. Hobel，et al. Maternal Plasma Corticotropin-Releasing Hormone Associated with Stress at 20 Weeks' gestation in Pregnancies Ending in Preterm Delivery. American Journal of Obstetrics and Gynecology，180

(1999):S257－263。

Hobel 博士和他的团队发表了压力太多如何增加早产风险的重要论文。这篇特别的文章解释了他的一个主要发现。

(2) Vivette Glover. Annual Research Review: Prenatal Stress and the Origins of Psychopathology: an Evolutionary Perspective. Journal of Child Psychology and Psychiatry,52 (2011):356－367.

Glover 博士对产前压力和精神病理学的综述非常好,回顾了截至 2011 年发表的主要工作。Glover 博士还是 20 世纪 90 年代儿童研究英国 Avon 研究团队的关键成员。Avon 项目在第 6 章中有详细的描述。

3　满满的日程和忙碌的心灵对我们做了什么？

(1) 皮质醇由肾脏顶部的小器官肾上腺皮质释放。大脑中的下丘脑发出信息,通过垂体传达给肾上腺。因此,该连锁反应称为 HPA(下丘脑-垂体-肾上腺)轴。

(2) Keith J. Karren, et al. Mind/Body Health: The Effects of Attitudes, Emotions, and Relationships. 4 th ed. San Francisco: Benjamin Cummings,2009.

代谢综合征由一组危险因素结成,包括胰岛素抵抗,高血压和腰部脂肪过多。

(3) Hans Selye. Stress and Disease. Science,122(1955):625－631.

Hans Selye 博士是匈牙利内分泌学家,第一个提出压力这个术语的人。1950 年,他在《Science》发表了关于压力的科学、理论和医学意义的一篇长达千页的论文,名为《The Physiology and Pathology of Exposure to Stress》。

(4) 以下是两项关于成人长期处于压力下的身体、心理和情绪影响的研究样本:

Sonja J. Lupien et al. Cortisol levels during human aging predict hippocampalatrophy and memory deficits. Nature Neuroscience，1(1998):69－73.

Letizia Bossini et al. Magnetic resonance imaging volumes of the hippocampus in drug-naïve patients with post-traumatic stress disorder without comorbidity conditions. Journal of Psychiatric Research，42(2008)：752－62.

(5) 海马位于大脑中,存储我们的长期记忆,并帮助我们完成视觉空间类型的任务,例如在周围环境中找路,制作我们曾经去过的地方或其他重要事物的心智图,例如读时钟。

4　儿童疾患的剧增

(1) Joseph Chilton Pearce. The Magical Child. New York:Plume Books, 1977。

(2) 注意力缺陷症包括注意力缺陷障碍和注意力缺陷多动障碍。Diagnostic and Statistical Manual for Mental Disorder-IV-TR(《精神障碍诊断和统计手册-IV-TR》,美国精神病学协会,1994)中有它们的定义。

(3) Graham J. Emslie. Pediatric Anxiety—Underrecognized and Undertreated. New England Journal of Medicine,359(2008):2835 – 2836.

(4) Jeffrey J. Wood, et al. Parenting and childhood anxiety:theory,empirical endings,and future directions. Journal of Child Psychology,44(2003): 134 – 151.

(5) Lauren S. Wakschlag,et al. Maternal Smoking During Pregnancy and the Risk of Conduct Disorder in Boys. Archives General Psychiatry, 54 (1997): 670 – 676.

5　怀孕期间的身体惊人变化

(1) American College of Obstetricians and Gynecologists. Your Pregnancy and Childbirth:Month to Month. Washington,D. C. :American College of Obstetrician and Gynecologists,2010.

(2) Elaine M. Scott, et al. The Increase in Plasma and Saliva Cortisol Levels in Pregnancy Is Not Due to the Increase in Corticosteroid-Binding Globulin Levels. Journal of Clinical Endocrinology and Metabolism,71(1990):639 – 644.

6　关于妊娠与压力的重要研究

(1) Vivette Glover. Annual Research Review:Prenatal stress and the origins of psychopathology:an evolutionary perspective. Journal of Child Psychology and Psychiatry,52 (2011):356 – 367.

（2）以下文章是重要的关于产前压力动物研究的很好例子：

William R. Thompson. Influence of prenatal maternal anxiety on emotionality in young rats. Science,125(1957):698 – 699.

Mary L. Schneider and Christopher L. Coe. Repeated social stress during pregnancy impairs neuromotor development of the primate infant. Journal of Developmental and Behavioral Pediatrics,14(1993):81 – 87.

Mary L. Scheider,Colleen F. Moore,Gary W. Kraemer,Andrew D. R oberts,and Onofre T. DeJesus. The impact of prenatal stress,fetal alcohol exposure,or both on development:perspectives from a primate model. Psychoneuroendocrinology,27(2002): 285 – 298.

Anja C. Huizink,Eduard J. H. Mulder,Pascale G. R obles de Medina, Gerard H. A. Visser,and Jan K. Buitelaar. Is pregnancy anxiety a distinctive syndrome? Early Human Development,79 (2004): 81 – 91.

（3）Jim van Os and Jean-Paul Selten. Prenatal exposure to maternal stress and subsequent schizophrenia. The May 1940 invasion of The Netherlands. British Journal of Psychiatry,172 (1998): 324 – 264.

（4）David P. Laplante,Alain Brunet,Norbert Schmitz,AntonioCiampi, and Suzanne King. Project Ice Storm:prenatal maternal stress affects cognitive and linguistic functioning in $5\frac{1}{2}$ year-old children. Journal of the American Academy of Child and Adolescent Psychiatry,47 (2008): 1063 – 1072.

这项研究涉及 89 名 1998 年 1 月在魁北克冰灾期间怀孕母亲的子女。基于客观和主观测量指标，将母亲分为三组（灾害期间轻度、中度和高度压力）。在 5 岁半时，使用 Wechsler Preschool and Primary Scales of Intelligence-Revised（韦克斯勒学前和小学智力量表修订版）和 Peabody Picture Vocabulary Test-Revised（皮博迪图片词汇测试修订版），对这些孩子进行评估。其中块设计没有受到负面影响。

这项研究有几个重要的发现：① 在严重冰雹期间高压力母亲的孩子，与同一期间中度或轻度压力母亲的孩子相比，在智商、语言抽象推理上得分显著较低。② 该研究表明，经历自然灾害的时间很重要，在妊娠早期和中期经历的结果较差。③ 与产前压力相关的负面影响于 2 岁、5 岁半和 8 岁半时均可见，表明影响的长期性。④ 正在进行一项 MRI 研究已观察到较大压力和较低压力母亲的孩子之间在智力、行为和情感发育方面的差异，可能由大脑发育的差异所致。

（5）父母和子女的 Avon 纵向研究（ALSPAC）最初被称为 Avon 妊娠和童年纵向研究，也被称为 Avon 研究或 90 年代儿童研究。

（6）欲了解 90 年代儿童研究的现状、出版物和新闻稿等信息，请访问 http://www. alspac. bristol. ac. uk/。

（7）Simon de Bruxelles. How Harriet Is Changing the World for Children. The Times, October 23, 2004。

（8）Tomas G. O'Connor, Jonathan Heron, Jean Golding, Michael Beveridge, and Vivette Glover. Maternal antenatal anxiety and children's behavioural/emotional problems at 4 years. Report from the Avon Longitudinal Study of Parents and Children. British Journal of Psychiatry, 180 (2002): 502 - 508.

Tomas G. O'Connor, Jonathan Heron, Vivette Glover, and the ALSPAC Study Team. Antenatal anxiety predicts child behavioral/emotional problems independently of postnatal depression. Journal of the American Academy of Child and Adolescent Psychiatry, 41 (2002): 1470 - 1477.

（9）Avon 研究的整个样本包括大约 14000 对母子。2002 年发表的文章仅报道了其中的 7448 个样本，原因如下：收集了几个时间点的评估数据，为了进行这些特定的数据分析，所有时间点的问卷都需要在特定时间范围内收集，这导致了文章中包含的样本对总数减少。

（10）John Birtchnell, C. Evans, and J. Kennard. The total score of the Crown-Crisp Experiential Index: A useful and valid measure of psychoneurotic pathology. British Journal of Medical Psychology, 61 (1988): 255 - 66.

Crown-Crisp 恐惧焦虑指数用于测量一种叫恐惧焦虑或自述恐惧的压力。

（11）James Elander and Michael Rutter. Use and development of the Rutter parents and teachers' scale. International Journal of Methods of Psychiatric Research, 6 (1996): 63 - 78.

Rutter 量表用于评估 Avon 地区儿童 4 岁时的行为、情绪调节和注意力。

（12）奥康纳等人在 2002 年的一篇文章中报道说，母亲孕 32 周有高水平压力生下的男孩（男孩多于女孩）发生注意力不集中和多动症的风险较大。然而，当分析母亲在孕 18 周和 32 周时的焦虑水平时，女孩和男孩的行为问题和情绪问题的风险接近相同。

（13）在孕 18 周或 32 周龄经历焦虑升高（Crown-Crisp 指数中得分前

15%)的女性约为总数的 30%，即 2200 名。在 Avon 研究中，大约 5%(375名)的孕妇报告说基本上在怀孕的所有时间里都很焦虑。

奥康诺团队报告说，在孕 18 周评估中焦虑评分高的那些女性，退出研究的人数最高。因为她们退出了研究，所以孕 32 周的数据分析中未包括这些极度焦虑的母子。所以研究人员认为，究结果可能低估了慢性压力和焦虑对发育中的婴儿的影响。其理由是焦虑得分最高的部分女性退出了研究，没有对压力/焦虑水平最研高的妈妈进行最终的数据分析。

(14) Tomas G. O'Connor, Jonathan Heron, Jean Golding, Vivette Glover, and the ALSPAC Study Team. Maternal antenatal anxiety and behavioural/emotional problems in children: a test of a programming hypothesis. Journal of Child Psychology and Psychiatry, 44 (2003): 1025 – 1036.

母亲在怀孕后期表现出高度焦虑的孩子在 81 个月龄时就出现了较高发生率的行为和情绪问题。这些问题与 47 个月龄时的问题一致。在 81 个月龄(6 岁以上)时，问题仍然存在。

(15) Tomas G. O'Connor, YoavBen-Shlomo, Jonathan Heron, Jean Golding, Diana Adams, and Vivette Glover. Prenatal Anxiety Predicts Individual Differences in Cortisol in Pre-Adolescent Children. Biological Psychiatry, 58 (2005): 211 – 217.

在早上和一天中的其他 3 个时间，收集了 74 个 Avon 儿童在 10 岁时的唾液样本，共收集 3 天。Tomas O'Connor(托马斯·奥康纳)博士及其研究小组检查了儿童的皮质醇水平，发现 10 年前母亲的产前焦虑水平能使孩子早晨和下午皮质醇水平较高。换句话说，母亲怀孕时的皮质醇水平越高，10 年后儿童的皮质醇水平就越高。这项研究作为证据证明了产前焦虑可能对儿童 HPA 轴功能有持久影响，并且儿童的 HPA 轴受母亲孕期高皮质醇水平的影响。

(16) Nick Kerswell. Mum's Anxiety Affects Unborn Baby's Brain. press release, August 31, 2001, University of Bristol, Avon Longitudinal Study of Parents and Children, http://www. bristol. ac. uk/alspac/documents/mums-anxiety. pdf.

(17) Annie M. Paul. Origins: How the Nine Months Before Birth Shape the Rest of Our Lives. New York: Free Press, 2010.

(18) Janet A. DiPietro, Sterling C. Hilton, Melissa Hawkins, Kathleen

Costigan, and Eva K. Pressman. Maternal stress and affect influence fetal neurobehavioral development. Developmental Psychology，38（2002）：659 – 668. Janet A.

　　DiPietro 博士在研究中通常以与 Avon 研究不同的方式确定压力。例如，在上面引用的研究中，DiPietro 博士等人在孕 24、30 和 36 周时调查了 52 个母子对。对未出生婴儿的监测包括胎儿心率、变异和肌肉活动。研究人员发现，那些认为自己生活压力更大，有与妊娠相关烦恼的女性，其婴儿在子宫中更活跃；而那些因怀孕而兴奋并且对怀孕有积极情绪的女性，其婴儿则没有那么活跃。正如你在第 6 章中所看到的，Avon 研究将产前压力定义为严重焦虑或长期高水平压力；并且发现这种产前压力与儿童的注意力、行为和情感方面的问题有关。

7　与产前压力有关的童年问题

　　（1）Jack P. Shonkof, Andrew S. Garner, and the Committee on Psychosocial Aspects of Child and Family Health, Committee on Early Childhood, Adoptions, and Dependent Care, and Section on Developmental and Behavioral Pediatrics. The Lifelong Effects of Early Childhood Adversity and Toxic Stress. Pediatrics, 129（2012）：232 – 246.

　　（2）Bea Van den Bergh and Alfons Marcoen. High Antenatal Maternal Anxiety is Related to ADHD Symptoms, Externalizing Problems, and Anxiety in 8- and 9-year-olds. Child Development, 75（2004）：1085 – 1097.

　　此研究涉及 71 名妇女及其第一个孩子。首先，在停经 12～22 周和 32～40 周对母亲进行焦虑和压力水平的评估。在孩子 8 岁和 9 岁时，母亲、孩子、孩子的老师和外部观察者完成量表和评估。使用众所周知的状态特质焦虑量表来评估每对母子的行为和情绪状态。老师和外部观察员则评估孩子学龄时母亲的焦虑情绪和孩子的行为。

　　（3）Barbara M. Gutteling, Carolina de Weerth, and Jan K. Buitelaar. Prenatal stress and children's cortisol reaction to the first day of school. Psychoneuroendocrinology, 30（2005）：541 – 549.

　　本文调查了产前压力是否影响儿童暑假后开学第一天 HPA 轴的反应。研究包括 29 对母子。在孩子们 5 岁时进行评估。研究分成两组，把产前压力较高的母亲与产前压力较低的母亲进行比较。产前皮质醇水平和孕期焦虑都与开学第一天儿童的唾液皮质醇水平有关。母亲孕期恐惧和皮质醇水平越高，孩子在开学第一天的皮质醇水平就越高。

（4）Dennis K. Kinney，Kerim M. Munir，David J. Crowley，and Andrea M. Miller. Prenatal Stress and Risk for Autism. Neuroscience and Biobehavioral Reviews，32（2008）：1519 - 1532.

本文是有关产前压力和自闭症研究的一篇很好和最新的综述。本文综述的一项回顾性研究观察了 58 位自闭症儿童母亲的产前记录，并将这些发现与 59 名配对的健康儿童记录进行了比较。这项研究发现，自闭症儿童的母亲的孕期家庭不和谐程度显著高于健康儿童组的母亲。

（5）关于高水平产前压力对儿童智商影响研究最近的一例：David P. Laplante，Alain Brunet，Norbert Schmitz，Antonio Ciampi，and Suzanne King. Project Ice Storm：prenatal maternal stress affects cognitive and linguistic functioning in $5\frac{1}{2}$-year-old children. Journal of the American Academy of Child and Adolescent Psychiatry，47（2008）：1063 - 1072.

这项研究已经在前面第 6 章注 4 中有过说明。

（6）Calvin J. Hobel，Christine Dunkel-Schetter，Scott C. Roesch，Lony C. Castro，and Chander P. Arora. Maternal plasma corticotropin-releasing hormone associated with stress at 20 weeks' gestation in pregnancies ending in preterm delivery. American Journal of Obstetrics and Gynecology，180（1999）：257 - 263.

Calvin J. Hobel，A. Goldstein，and Emily S. Barrett. Psychosocial stress and pregnancy outcome. Clinical Obstetrics and Gynecology，51（2008）：333 - 348.

Hobel 博士验证了产前压力与促肾上腺皮质激素释放激素水平升（CRH）高和胎盘肾上腺轴活化导致早产的假说。研究人员在怀孕的三个时间点（孕 18～20 周，28～30 周和 35～36 周）评估了 524 名妇女的压力（使用感知压力量表）、焦虑（使用状态特征量表）和医学状况（包括激素试验）。孕 18～20 周时 CRH 水平升高与早产有关。

（7）Rosalind J. Wright，Cynthia M. Visness，Agustin Calatroni et al. Prenatal Maternal Stress and Cord Blood Innate and Adaptive Cytokine Responses in an Inner-City Cohort. American Journal of Respiratory and Critical Care Medicine，182（2010）：25 - 33.

该研究包括 557 个来自波士顿、巴尔的摩、纽约和圣路易斯的城市中少数民族低收入家庭。压力因素包括经济困难、邻里和家庭暴力以及住房条件。测试了来自婴儿脐带的血液样品对各种过敏原的反应。

（8）Hannah Cookson，Raquel Granell，Carol Joinson，Yoav Ben-Shlomo，and A. John Henderson. Mothers'anxiety during pregnancy is associated with asthma in their children. Journal of Allergy and Clinical Immunology，123（2009）：847 - 853.

选择了 Avon 研究中部分 7 岁半到 8 岁的儿童研究过多产前压力与过敏的关系。有很多儿童已经因为哮喘/过敏症而就医。

8　产前压力在子宫内的动态作用

（1）Vivette Glover. Annual Research Review：Prenatal stress and the origins of psychopathology：an evolutionary perspective. Journal of Child Psychology and Psychiatry，52（2011）：356 - 367.

（2）Arnaud Charil，David P. Laplante，Cathy Vaillancourt，and Suzanne King. Prenatal stress and brain development. Brain Research Reviews，65（2010）：56 - 79.

本文是对产前压力和大脑发育的动物研究的一篇很好的综述，回顾了产前压力影响胎儿的三种可能机制。受影响的脑部区域包括海马、杏仁核、胼胝体和前连合、大脑皮质、小脑以及下丘脑。最后建议用冰暴计划和 MRI 等项目对孩子的大脑进行研究，看看人类大脑的相同区域受到的影响是否也与动物一样。

（3）Jeronima M. Teixeira，Nicholas M. Fisk，and Vivette Glover. Association between maternal anxiety in pregnancy and increased uterine artery resistance index：cohort based study. British Medical Journal，318（1999）：153 - 157.

参与本研究的 100 名孕妇使用状态-特质焦虑量表来评估压力水平。研究人员用超声波测量通过动脉的血液流量。用"阻力指数"这一指标对血流量受损程度进行了测量，发现最焦虑组中有 27％女性的阻力指数高到足以影响胎儿发育和使出生体重降低。相反，焦虑较少的组只有 4％具有类似的子宫动脉血流损害。

（4）Jean-Pierre Relier. Influence of maternal stress on fetal behavior and brain development. Biology of the Neonate，79(2001)：168 - 171.

本文发现慢性焦虑导致死产率增加，胎儿发育迟缓和胎盘形态学改变；还表明母亲的心理压力与宫内窒息增加有关。

(5) Catherine Monk, Richard P. Sloan, Michael Myers, Lauren M. Ellman, Elizabeth Werner, Jiyeon Jeon, Felice Tager, and William P. Fifer. Fetal heart rate reactivity differs by women's psychiatric status: An early marker for developmentalrisk. Journal of the American Academy of Child and Adolescent-Psychiatry, 43 (2004): 283 - 290.

这项研究涉及 57 名孕末期孕妇,根据孕前的慢性焦虑情况分为两组,给予孕妇实验性压力。与健康、焦虑较少女性的胎儿相比,抑郁和焦虑女性的胎儿对实验性压力有心率增加的反应。

(6) Monk 博士在上述 2004 年的研究中用来诱发"压力"的是一个简单的神经心理学测试,通常用于衡量一个人的专注能力,同时筛选出竞争信息。它被称为 Stroop 测试,不到 10 分钟就能完成。Stroop 测试有三个部分。"压力"部分要求读者阅读单词印刷的颜色,而不是单词的实际意义。例如,如果单词"BLUE"(蓝色)以红色打印,则要求说出"红色"而不是"蓝色"。

(7) Sarah L Berga, Marsha D. Marcus, Tammy L. Loucks et al. Recovery of ovarian activity in women with functional hypothalamic amenorrhea who were treated with cognitive behavior therapy. Fertility and Sterility, 80 (2003): 976 - 981.

Berga 博士在 2003 年的研究中,将 8 位接受"谈话"治疗的女性与治疗师进行比较,以帮助她们减轻 8 名未接受过放松练习女性的紧张情绪。她的研究表明,在接受"谈话"疗法的 8 位女性中,有 7 位恢复了排卵,而 8 位未接受该疗法的女性中只有 2 位恢复了排卵。

9 压力缓解方法

(1) Sarah L Berga, Marsha D. Marcus, Tammy L. Loucks et al. Recovery of ovarian activity in women with functional hypothalamic amenorrhea who were treated with cognitive behavior therapy. Fertility and Sterility, 80 (2003): 976 - 981.

(2) Christine Dunkel-Schetter, R. Gurung, Marci Lobel, and Pathik D. Wadhwa. Psychological, biological, and social processes in pregnancy: Using a stress framework to study birth outcomes. //A. Baum, T. Revenson, and J. Singer. Handbook of Health Psychology. 3eds Hillsdale, NJ: Erlbaum, 2000,

495 - 518.

（3）Rosalind J. Wright et al. Prenatal Maternal Stress and Cord Blood Innate and Adaptive Cytokine Responses in an Inner-City Cohort. American Journal of Respiratory and Critical Care Medicine,182（2010）:25 - 33.

11　声音和音乐的放松力量

（1）Don Campbell and Alex Doman. Healing at the Speed of Sound. New York: Hudson Street Press,2011.

（2）Pierre Sollier. Listening for Wellness: An Introduction to the Tomatis Method. Walnut Creek, CA: Mozart Center Press,2005.

（3）A. Klopfenstein. Die Tomatis babies. // Alfred A. Tomatis, ed. , Klangwelt Mutterleib. Munich, Germany: Kösel-Verlag,1994,132 - 156.

（4）Stéphanie Khalfa, Simone Dalla Bella, MathieuRoy, Isabelle Peretz, and Sonia J. Lupien. Effects of relaxing music on salivary cortisol level after psychological stress. Annals of New York Academy of Science,999（2003）: 374 - 376.

12　创建您的个人压力解决方案

正如我在第 11 章中指出的,Stéphanie Khalfa 博士的研究表明,听音乐比安静地坐着放松能更快地减少皮质醇。

14　资源名录

（1）使用骨传导耳机的特殊音乐节目具有更好的放松效果。这种耳机可在 enlisten. com 上购买。

（2）Hara Estroff Marano. Laughter: Te Best Medicine. Psychology Today,April 5,2005.

（3）American College of Obstetricians and Gynecologists. Your Pregnancy and Childbirth: Month to Month,5th ed. Washington, D. C. : American College of Obstetricians and Gynecologists,2010. http://www. yourpregnancyandchildbirth. com/.

参考文献和拓展阅读

American College of Obstetricians and Gynecologists. Your Pregnancy and Childbirth: Month to Month[M]. 5th ed. Washington D C: American College of Obstretricians and Gynecologists, 2010.

Andrews S R, Blumenthal J, Ferguson C, et al. The skills of mothering: A study of the Parent-Child Development Centers [J]. Monographs of the Society for Research in Child Development, 1982, 47(6):1-83.

Akakios A, du Plessis W F. The effects of the Tomatis Method on first time pregnant women[J]. Ricochet onlinejournal. com, 2009(2).

Benson H. The Relaxation Response[M]. New York: Avon Books, 1975.

Beijers R, Jansen J, Riksen-Walraven M, and de Weerth C. Maternal Prenatal Anxiety and Stress Predict Infant Illnesses and Health Complaints[J]. Pediatrics, 2010 (126): 401-409.

Berga S L, Marcus M D, Loucks T L, et al. Recovery of ovarian activity in women with functional hypothalamic amenorrhea who were treated with cognitive behavior therapy[J]. Fertility and Sterility, 2003 (80): 976-981.

Birtchnell J, Evans C, and Kennard J. The total score of the Crown-Crisp Experiential Index: A useful and valid measure of psychoneurotic pathology [J]. British Journal of Medical Psychology, 1988 (61): 255-266.

Bossini L, Tavanti M, Calossi S, et al. Magnetic resonance imaging volumes of the hippocampus in drug-na? ve patients with post-traumatic stress disorder without comorbidity conditions [J]. Journal of Psychiatric Research, 2008 (42): 752-762.

Buitelaar J K, Huizink A C, Mulder E J H, et al. Prenatal stress and cognitive development and temperament in infants [J]. Neurobiology of Aging, 2003 (24): S53-S60.

Buitelaar J K. Prenatal stress and risk for psychopathology early or later in life: specific effects or induction of general susceptibility? [J]. Psychological Bulletin, 2004 (130): 115-142.

Campbell D. The Mozart Effect [M]. New York: Avon Books, 1997.

Campbell D, Doman A. Healing at the Speed of Sound: Transforming Our Lives with What We Hear [M]. New York: Hudson Street Press, 2011.

Chang M Y, Chen C H, Huang K F. Effects of music therapy on psychological health of women during pregnancy [J]. Journal of Clinical Nursing, 2008 (17): 2580-2587.

Charil A, Laplante D P, Vaillancourt C, et al. Prenatal stress and brain development [J]. Brain Research Reviews, 2010 (65): 56-79.

Cookson H, Granell R, Joinson C, et al. Mothers' anxiety during pregnancy is associated with asthma in their children [J]. Journal of Allergy and Clinical Immunology, 2009 (123): 847-853.

Davis D. The Cycle of Sound: A Missing Link and Its Healing Implications [M]. Newton, New Jersey: New Pathways Press, 2012. Dingfelder S. Programmed for psychopathology? [J]. Monitor on Psychology, 2004 (35): 56.

DiPietro J A, Hilton S C, Hawkins M, et al. Maternal stress and affect influence fetal neurobehavioral development [J]. Developmental Psychology, 2002(38): 659-668.

DiPietro J A, Caulfield L E, Irizarry R A, et al. Prenatal development of intrafetal and maternal-fetal synchrony [J]. Behavioral Neuroscience, 2006 (120): 687-701.

Dunkel-Schetter C, Gurung R, Lobel M et al. Psychological, biological, and social processes in pregnancy: Using a stress framework to study birth outcomes [M]// Baum A, Revenson T, Singer J. Handbook of Health Psychology. Hillsdale, NJ: Erlbaum, 2000.

du Plessis W F, Van Jaarsveld P E. Audio-psycho-phonology: A comparative outcome study on anxious primary school pupils[J]. South AfricaTydskr. Sielk (Journal of Psychology), 1988(18): 144-151.

Dyer W W. The Power of Intention: Learning to Co-create Your World Your Way[M]. Carlsbad, CA: Hay House, 2005.

Elander J, Rutter M. Use and development of the Rutter parents' and teachers' scale [J]. International Journal of Methods of Psychiatric Research, 1996(6): 63-78.

Elander J, Rutter M. An update on the status of the Rutter parents' and teachers' scales[J]. Child Psychology and Psychiatry Review, 1996(1): 31-35.

Emslie G J. Pediatric Anxiety-Underrecognized and Undertreated[J]. New England Journal of Medicine, 2008 (359): 2835-2836.

Entringer S, Kumsta R, Hellhammer D H, et al. Prenatal exposure to maternal psychosocial stress and HPA axis regulation in young adults[J]. Hormones and Behavior, 2009(55): 292-298.

Gilmor T M. The Tomatis Method and the genesis of listening[J]. Pre and Peri-Natal Psychology Journal, 1989(4): 926.

Gilmor T M. The efficacy of the Tomatis Method for children with learning and communication disorders: a Meta-analysis[J]. International Journal of Listening, 1999(13): 12-23.

Gilmor T, Madaule Pl, Thompson B. About the Tomatis Method [M]. Toronto: Listening Centre Press, 1989.

Gladwell M. The Tipping Point: How Little Things Can Make a Big Difference[M]. New York: Back Bay Books, 2002.

Glover V. Maternal stress or anxiety in pregnancy and emotional development of the child[J]. The British Journal of Psychiatry: The Journal of Mental Science, 1997(171): 105-106.

Glover V, O'Connor T G, Golding J, et al. Antenatal maternal anxiety is linked with atypical handedness in the child[J]. Early Human Development, 2004(79): 107-118.

Glover V. Annual Research Review: Prenatal stress and the origins of psycho-pathology: an evolutionary perspective[J]. Journal of Child Psychology and Psychiatry, 2011(52): 356-367.

Golding J. Research Protocol: European Longitudinal Study of Pregnancy and Childhood (ELSPAC)[J]. Paediatric and Perinatal Epidemiology, 1989(3): 460-469.

Golding J. Children of the nineties. A longitudinal study of pregnancy and childhood based on the population of Avon (ALSPAC)[J]. West of England Medical Journal, 1990 (105): 80-82.

Goleman D. Emotional Intelligence: Why It Can Matter More Than IQ[M]. New York: Bantam, 1995.

Greendale G A, Silverstein D K, Seeman T, et al. Higher Basal Cortisol Predicts Verbal Memory Loss in Postmenopausal Women: Rancho Bernardo Study: Brief Reports[J]. Journal of the American Geriatrics Society, 2000 (48): 1655-1658.

Greenfield M. The Working Woman's Pregnancy Book[M]. New Haven: Yale University Press, 2008.

Gunnar M R, Cheatham C L. Brain and Behavior Interface: Stress and the developing brain[J]. Infant Mental Health Journal, 2003(24): 195-211.

Gutteling B, de Weerth C, Buitelaar J K. Prenatal stress and children's cortisol reaction to the first day of school[J]. Psychoneuroendocrinology, 2005 (30): 541-549.

Gutteling B, de Weerth C, Zandbelt N, et al. Does Maternal Prenatal Stress Adversely Affect the Child's Learning and Memory at Age Six? [J]. Journal of Abnormal Child Psychology, 2006 (34): 787-796.

Hampton T. Stress and Memory Loss Link[J]. Journal of the American Medical Association, 2004(292): 2963.

Hay L. You Can Heal Your Life[M]. Carlsbad, CA: Hay House, 1999.

Henry C, Kabbaj M, Simon H, et al. Prenatal Stress Increases the Hypo-thalamo-Pituitary-Adrenal Axis Response in Young and Adult Rats[J]. Journal of Neuroendocrinology, 2006(6): 341-345.

Hobel C J, Dunkel-Schetter C, Roesch S C, et al. Maternal plasma corticotro-

phin-releasing hormone associated with stress at 20 weeks' gestation in preg-
nancies ending in preterm delivery[J]. American Journal of Obstetrics and
Gynecology, 1999(180): S257-S263.

Hobel C, Goldstein J A, Barrett E S. Psychosocial stress and pregnancy out-
come[J]. Clinical Obstetrics and Gynecology, 2008(51): 333-348.

Huizink A C, Mulder E J, de Medina P G R, et al. Is pregnancy anxiety a dis-
tinctive syndrome? [J] Early Human Development, 2004(79): 81-91.

Huizink A C, de Medina P G R, Mulder E J H, et al. Stress during pregnancy
is associated with developmental outcome in infancy[J]. Journal of Child
Psychology and Psychiatry, 2003(44): 810-818.

Karren K J, Smith L, Hafen B Q, et al. Mind/Body Health: The Effects of
Attitudes, Emotions, and Relationships[M]. 4th ed. San Francisco: Benja-
min Cummings, 2009.

Khalfa S, Bella S D, Roy M, et al. Effects of Relaxing Music on Salivary Cor-
tisol Level after Psychological Stress[J]. Annals of New York Academy of
Science, 2003(999): 374-376.

Kinney D K, Munir K M, Crowley D J, et al. Miller. Prenatal Stress and
Risk for Autism[J]. Neuroscience and Biobehavioral Reviews, 2008(32):
1519-1532.

Kirschbaum C, Hellhammer D H. The 'Trier Social Stress Test' a tool for
investigating psychobiology stress responses in a laboratory setting[J]. Neu-
ropsychobiology, 1993(28): 76-81.

Kirschbaum C, Hellhammer D H. Salivary cortisol in psychoneuroendocrine
research: recent developments and applications[J]. Psychoneuroendocrinol-
ogy, 1994(19): 313-333.

Klopfenstein A. Die Tomatis babies[M]// Tomatis A A. Klangwelt Mutter-
leib. Munich, Germany: Kösel-Verlag, 1994, 132-156.

Kofman O. The role of prenatal stress in the etiology of developmental behav-
ioural disorders[J]. Neuroscience and Biobehavioral Reviews, 2002(26):
457-470.

Laplante D P, Barr R G, Brunet A, et al. Stress during pregnancy affects
general intellectual and language functioning in human toddlers[J]. Pediatric

Research，2004(56)：400-410.

Laplante D P，Brunet A，Schmitz N，et al. Project Ice Storm：prenatal maternal stress affects cognitive and linguistic functioning in 5. 5-year-old children [J]. Journal of the American Academy of Child and Adolescent Psychiatry，2008(47)：1063-1072.

Lemaire V，Koehl M，Le Moal M，et al. Prenatal stress produces learning deficits associated with an inhibition of neurogenesis in the hippocampus[J]. Proceedings of the National Academy of Sciences of the United States of America，2000(97)：11032-11037.

LeWinn K Z，Stroud L R，Molnar B E，et al. Elevated maternal cortisol levels during pregnancy are associated with reduced childhood IQ[J]. International Journal of Epidemiology，2009(10)：1-11.

Linnet K M，Dalsgaard S，Obel C，et al. Maternal Lifestyle Factors in Pregnancy Riskof Attention Deficit Hyperactivity Disorder and Associated Behaviors：Review of the Current Evidence[J]. American Journal of Psychiatry，2003(160)：1028-1040.

Lupien S J，de Leon M，de Santi S，A et al. Cortisol levels during human aging predict hippocampal atrophy and memory deficits[J]. Nature Neuroscience，1998(1)：69-73.

Madaule P. When Listening Comes Alive：A Guide to Effective Learning and Communication[M]. 2nd ed. Ontario，Canada：Moulin Publishing，1997.

McArdle W D，Katch F I，Katch V L. Exercise Physiology：Energy，Nutrition，and Human Physiology[M]. 6th ed. New York：Lippincott Williams and Wilkins，2006：270.

Mandell D S，Thompson W W，Weintraub E S，et al. Trends in diagnostic rates for autism and ADHD at hospital discharge in the context of other psychiatric diagnoses[J]. Psychiatric Services，2005(56)：56-62.

Monk C，Myers M，Sloan R，et al. Effects of Women's Stress-Elicited Physiological Activity and Chronic Anxiety on Fetal Heart Rate[J]. Journal of Developmental and Behavioral Pediatrics，2003(24)：32-38.

Monk C，Sloan R，Myers M，et al. Fetal heart rate reactivity differs by women's psychiatric status：An early marker for developmental risk[J].

Journal of the American Academy of Child and Adolescent Psychiatry, 2004 (43): 283-290.

Mulder E J H, de Medina P R, Huizink A, et al. Prenatal Maternal Stress: effects on pregnancy and the (unborn) child[J]. Early Human Development, 2002(70): 3-14.

Murkoff H, Mazel S. What to Expect When You're Expecting[M]. 4th ed. New York: Workman Publishing Co. , 2008.

Nepomnaschy P A, Welch K B, McConnell D S, et al. Cortisol levels and very early pregnancy loss in humans[J]. Proceedings of the National Academy of Sciences of the United States of America, 2006(103): 3938-3942.

O'Connor T G, Shlomo Y B, Heron J, et al. Prenatal Anxiety Predicts Individual Differences in Cortisol in Pre-Adolescent Children[J]. Biological Psychiatry, 2005(58): 211-217.

O'Connor T G, Heron J, Glover V, et al. Antenatal anxiety predicts child behavioral/emotional problems independently of postnatal depression[J]. Journal of the American Academy of Child and Adolescent Psychiatry, 2002 (41): 1470-1477.

O'Connor T G, Heron J, Golding J, et al. Maternal antenatal anxiety and children's behavioural/emotional problems at 4 years. Report from the Avon Longitudinal Study of Parents and Children[J]. British Journal of Psychiatry, 2002(180): 502-508.

O'Connor T G, Heron J, Golding J, et al. Maternal antenatal anxiety and behavioural /emotional problems in children: a test of a programming hypothesis[J]. Journal of Child Psychology and Psychiatry, 2003 (44): 1025-1036.

Oates M R. Adverse effects of maternal antenatal anxiety on children: causal effect or developmental continuum? [J]. British Journal of Psychiatry, 2002(180): 478-479.

Paul A M. Origins: How the Nine Months Before Birth Shape the Rest of Our Lives[M]. New York: Free Press, 2010.

Pearce J C. The Magical Child[M]. New York: Plume Books, 1977.

Pearce J C. Evolution's End: Claiming the Potential of Our Intelligence[M].

New York: Harper Collins, 1992.

Porges S W, Arnold W R, Forbes E J. Heart rate variability: an index of attentional responsivity in newborns[J]. Developmental Psychology, 1973 (8): 85-92.

Relier J P. Influence of Maternal Stress on Fetal Behaviorand Brain Development[J]. Biology of the Neonate, 2001(79): 167-171.

Sacks O. Musicophilia: Tales of Music and the Brain[M]. New York: Vintage Books, 2007.

Schwartz F J. Perinatal Stress Reduction, Music and Medical Cost Savings [J]. Journal of Prenatal and Perinatal Psychology and Health, 1997(12): 19 ff. http://birthpsychology. com/journal-article/perinatal-stress-reduction-music-and-medical-cost-savings.

Scheider M L, Moore C F. The impact of prenatal stress, fetal alcohol exposure, or both on development: perspectives from a primate model[J]. Psychoneuroendocrinology, 2002(27): 285-298.

Schneider M L, Coe C L. Repeated Social Stress during Pregnancy Impairs Neuromotor Development of the Primate Infant[J]. Journal of Developmental and Behavioral Pediatrics, 1993(14): 81-87.

Scott E M, McGarrigle H H G, Lachelin G C L. The Increase in Plasma and Saliva Cortisol Levels in Pregnancy is not due to the Increase in Corticosteroid-Binding Globulin Levels [J]. Journal of Clinical Endocrinology and Metabolism, 1990(71): 639-644.

Selye H. Stress and disease[J]. Science, 1955(122): 625-631.

Shonkoff J P. Garner A S, the Committee on Psychosocial Aspects of Child and Family Health et al. The Lifelong Effects of Early Childhood Adversity and Toxic Stress[J]. Pediatrics, 2012(129): e232-e246.

Sollier P. Listening for Wellness: An Introduction to the Tomatis Method [M]. Walnut Creek, CA: The Mozart Center Press, 2005.

Teixeira J M, Fisk N M, Glover V. Association between maternal anxiety in pregnancy and increased uterine artery resistance index: cohort based study [J]. British Medical Journal, 1999(318): 153-157.

Thompson B M, Andrews S R. The Emerging Field of Sound Training: Technologies and Methods[J]. IEEE Engineering in Medicine and Biology. The Institute of Electricaland Electronics Engineers, 1999(18): 89-96.

Thompson B M, Andrews S R. An Historical Commentary on the Physiological Effects of Music: Tomatis, Mozart and Neuropsychology[J]. Integrative Physiological and Behavioral Science, 2000(35): 174-188.

Thompson W R. Influence of prenatal maternal anxiety on emotionality in young rats[J]. Science, 1957(125): 698-699.

Tomatis A A. La Nuit Uterine[M]. Paris: Edition Stock, 1980.

Tomatis A A. Ontogenesis of the faculty of listening[M]// Verny T R. Pre- and Perinatal Psychology: An Introduction. New York: Human Sciences Press, 1987: 23-35.

Trenerry M R, Crosson B, DeBoe J, et al. The Stroop Neuropsychological Screening Test [M]. Odessa, FL: Psychological Assessment Resources, 1989.

Vallée M, Mayo W, Dellu F, et al. Prenatal Stress Induces High Anxiety and Postnatal Handling Induces Low Anxiety in Adult Offspring: Correlation with Stress-Induced Corticosterone Secretion[J]. The Journal of Neuroscience, 1997(17): 2626-2636.

Van den Bergh B R H, Marcoen A. High Antenatal Maternal Anxiety Is Related to ADHD Symptoms, Externalizing Problems, and Anxiety in 8- and 9-year-olds[J]. Child Development, 2004(75): 1085-1097.

Van den Bergh B R H, VanCalster B, Smits T, et al. Antenatal Maternal Anxiety is Related to HPA-Axis Dysregulation and Self-Reported Depressive Symptoms in Adolescence: A Prospective Study on the Fetal Origins of Depressed Mood[J]. Neuropsychopharmacology, 2008(33): 536-545.

van der Wal M F, van Eijsden M, Bonsel G J. Stress and emotional problems during pregnancy and excessive infant crying[J]. Journal of Developmental and Behavioral Pediatrics, 2007(28): 431-437.

van Os J, Selten J P. Prenatal exposure to maternal stress and subsequent schizophrenia. The May 1940 invasion of The Netherlands[J]. British Journal of Psychiatry: The Journal of Mental Health, 1998(172): 324-326.

Wadhwa P D, Sandman C A, Porto M, et al. The association between prenatal stress and infant birth weight and gestational age at birth: a prospective investigation[J]. American Journal of Obstetrics and Gynecology, 1993 (169): 858-865.

Wakschlag L S, Lahey B B, Loeber R, et al. Maternal Smoking During Pregnancy and the Risk of Conduct Disorder in Boys[J]. Archives General Psychiatry, 1997(54): 670-676.

Walkup J T, Albano A M, Piacentini J, et al. Cognitive Behavioral Therapy, Sertraline, or a Combination in Childhood Anxiety[J]. New England Journal of Medicine, 2008(359): 2753-2766.

Ward A J. A comparison and analysis of the presence of family problems during pregnancy of mothers of 'autistic' children and mothers of normal children[J]. Child Psychiatry and Human Development, 1990(20): 279-288.

Weinstock M. Does prenatal stress impair coping and regulation of hypothalamic-pituitary-adrenal axis? [J]. Neuroscience and Biobehavioral Review, 1997(21): 1-10.

Wood J J, McLeod B D, Sigman M, et al. Parenting and childhood anxiety: theory, empirical endings, and future directions[J]. Journal of Child Psychology, 2003(44): 134-151.

Wright R J, Visness C M, Calatroni A, et al. Prenatal Maternal Stress and Cord Blood Innate and Adaptive Cytokine Responses in an Inner-City Cohort [J]. American Journal of Respiratory and Critical Care Medicine, 2010 (182): 25-33.